Intervallfasten und Low Carb für Anfänger

Paradigmenwechsel in der Ernährung

Bonus: Zuckerfrei leben

Diät Alpen Experts

1. Auflage

Inhaltsverzeichnis

EINLEITUNG

Die Kohlenhydrate galten über Jahrzehnte hinweg als Grundbestanteil einer ausgewogenen Ernährung. Die Kohlenhydrate sind es, die uns mit Energie versorgen, uns Satt machen und unser Wohlbefinden steigern. So hat man lange Zeit gedacht. Für einen körperlich hart arbeitenden Menschen mag das auch stimmen. In unserer heutigen bewegungsarmen Zeit gilt dieser Glaubenssatz jedoch nicht mehr uneingeschränkt. Die Kohlenhydrate haben sich tatsächlich vom Segen zum Fluch entwickelt: Übergewicht, Herz-Kreislauf-Erkrankungen, Gelenkprobleme, Typ-2 Diabetes und sogar Krebs werden dem übermäßigen Konsum vom Kohlehydraten angelastet. Deshalb zeichnet sich seit ca. 15 Jahren ein Gegentrend ab, der den Konsum von den Kohlehydraten reduzieren soll.

Das gilt vor allem für Abnehmwillige. Das "Low Carb" ist ein fester Bestandteil einer jeden Diät von Heute, bei der es um die Reduktion von Gewicht geht. Ungenutzte Kohlehydrate werden vom Körper zu Fett umgewandelt und eingelagert. Das muss nicht immer das so ungeliebte Bauchfett sein, welches die Kleidung immer enger werden lässt. Vor allem das Viszeralfett, welches sich an den Organen anlagert, wird von den

Medizinern besonders kritisch beäugt. Einem Übermaß an Viszeralfett werden besonders viele gesundheitliche Risiken angelastet.

In Summe mag es deshalb durchaus stimmen: Gemessen an der Menge an aufgenommenen Kohlenhydraten bewegt sich der durchschnittliche europäische Einwohner viel zu wenig. Dennoch ist es sinnvoll, zu unterscheiden: Kohlenhydrate sind nicht gleich Kohlenhydrate.

Das kritischste Kohlenhydrat ist der Zucker. Zucker, vor allem der weiße Industrie-Traubenzucker, wird binnen Sekunden verstoffwechselt und ist im Blut nachweisbar. Da der Zucker in der freien Natur praktisch nur im Honig in dieser konzentrierten Form vorkommt, ist seine Verstoffwechslung für den Körper kein natürlicher Prozess. Zucker ist ein guter Energielieferant, wenn kurzfristig hohe Mengen benötigt werden. Der gegenwärtige, massenhafte Konsum von Zucker gilt jedoch als Ursache für die meisten Zivilisationskrankheiten. Darum wird vom Zucker auch schon als dem "Süßen Gift" gesprochen.

Mit vielen weiteren Kohlenhydraten sieht es aber nicht wesentlich besser aus: Kartoffeln, geschälter Reis, Teigwaren sind alle nur geringfügig abgewandelte Strukturen vom Zucker-Kohlenwasserstoff. Der Körper

hat es auch bei diesen Nahrungsmitteln sehr leicht, sie erst zu Zucker und dann zu Fett zu verstoffwechseln.
"Low Carb" macht also Sinn. Nicht nur ein Verzicht auf den weißen, kristallinen Zucker sondern seine allzu leicht verdaulichen Derivate führen relativ schnell zu einem Abnehm-Erfolg. Einfach ist das dennoch nicht: Bedingt durch die jahrzehntelange Gewöhnung an die Aufnahme von hohen Mengen an Kohlehydraten, tut sich der Körper in der Übergangsphase sehr schwer, sich auf die verminderte Zufuhr einzustellen. Für den Übergang gibt es daher seit neuestem einen Trend, der diesen Wechsel vereinfachen soll. Statt der verminderten Zufuhr von Kohlehydraten und Zucker wird einfach eine Mahlzeit weg gelassen. Mit einer 18-stündigen Pause wird ein ähnlicher Effekt erzielt. Glücklicherweise ist es gleichgültig, wann diese Pause eingelegt wird. Man kann problemlos entweder das Frühstück oder das Abendessen weg lassen. Auch, ob eine Schlafenspause zwischen den Mahlzeiten eingelegt wird, ist für den Abnehmerfolg gleichgültig. Der Effekt lässt nicht lange auf sich warten: Zunächst werden grundsätzlich 1/3 weniger Kalorien zu sich genommen, was bereits für ein vermehrtes Abnehmen sorgt. Darüber hinaus wird aber auch der

Zuckerspeicher in der Leber zuverlässig geleert. Wenn mit leerem Zuckerspeicher Sport im Fettverbrennungsmodus, also Ausdauersport, betrieben wird, beschleunigt das den Abnehmprozess zusätzlich. Der Körper muss sich die benötigten Kalorien aus dem Fettgewebe nehmen. Genau das bewirkt das Intervallfasten - und belohnt damit das Abnehmen durch eine geringere Anstrengung als beim striktem Low-Carb.
In unserem Buch liest du, was du über ein nachhaltiges, schnelles aber dennoch gesundes Abnehmen wissen musst. Mit den hier zusammen gestellten Informationen erhältst du einen topaktuellen Überblick über die Wechselwirkungen zwischen Ernährung und Gewichtszunahme bzw. Reduktion. Wir sind bestrebt, dich stets umfassend, transparent und neutral zu informieren. Dazu gehört auch, dass wir dich vor falschen Vorstellungen und Versprechen warnen möchten, typische Fallen aufzeigen und dir Wege weisen, wie du auch in der Diät deine Lebensfreude bewahren kannst.

Einführung in das intermittierende Fasten

Die Basics des Teilzeitfastens

Das Intervallfasten unterscheidet sich grundlegend von allen anderen Formen des Fastens und jeder gängigen Diät. Es beschreibt eine Ernährungsform, bei der in einem bestimmten, ausbalancierten Rhythmus abwechselnd "normal" gegessen und gefastet wird. Während der Fastenperioden werden dem Körper keine Nahrungsmittel und damit praktisch keine Kalorien zugeführt, lediglich ungesüßte Getränke wie Wasser, ungesüßter Tee sowie schwarzer Kaffee sind erlaubt. Der Körper zieht die benötigte Energie während der Fastenphase aus gespeicherten Reserven. Anschließend kann wieder wie gewohnt gegessen werden, wobei bestenfalls auf eine gesunde Ernährungsweise zurückgegriffen werden sollte. Beim Intervallfasten wird zwischen der klassischen Variante mit einer täglichen Fastenzeit von mehreren Stunden und der fortgeschrittenen Methode unterschieden, welche einen oder mehrere Fastentage pro Woche vorsieht. Intervallfasten lässt sich grundsätzlich gut in den Alltag integrieren und an den individuellen Zeitplan anpassen, weshalb es aus organisatorischer Sicht relativ einfach zu praktizieren ist.

Die natürlichste aller Ernährungsweisen

Das Intervallfasten ist historisch in der Altsteinzeit verankert, einem Zeitalter, in dem der Mensch weder sesshaft war noch Ackerbau und Viehzucht betrieb. Anders als der moderne Mensch hatten unsere Urahnen keinen nahezu unbegrenzten Zugang zu Nahrung, welcher zur heutigen Zeit durch die Massenproduktion und den globalen Handel ermöglicht wird. Den Jägern und Sammlern stand keine kontinuierliche Nahrungsquelle zur Verfügung, unfreiwillige Fastentage waren in der Folge ein natürlicher Bestandteil des Lebens der Urmenschen. Diese Tage des Verzichts waren von essentieller Bedeutung, denn sie entlasteten Verdauung sowie Organismus und trugen zur Stärkung von Robustheit und Widerstandsfähigkeit bei. Das Problem unserer modernen Überflussgesellschaft ist, dass viele Menschen, wohl auch beeinflusst durch die Werbekampagnen der Lebensmittelkonzerne, zu große Mengen in zu kleinen zeitlichen Abständen essen, was dem Körper langfristig nicht gut tut und zu Übergewicht sowie chronischen

Krankheiten führen kann.

Später wurde der natürliche, urzeitliche Zustand von verschiedenen Gesellschaften imitiert, die Rituale von Glaubensgemeinschaften sind das beste Beispiel hierfür. Intermittierendes, also unterbrochenes Fasten ist ein Wesensmerkmal des Fastenmonats Ramadan im Islam, welcher den Verzicht auf jegliche Nahrungsmittel in der Zeitspanne zwischen Sonnenaufgang und -untergang vorschreibt. Auch Anhänger des Buddhismus fasten oft halbtags, um sich der Völlerei zu entsagen und sich auf die Meditation vorzubereiten. Kurz: Das vorübergehende, rituelle Fasten ist Teil einer jeden Weltreligion.

Auch die in diesem Buch thematisierte Diät des Teilzeitfastens versteht es, den ursprünglichen und damit dem menschlichen Organismus entsprechenden Ernährungs- und Lebensstil aufzugreifen und auf diese Weise zu einem gesünderen Leben beizutragen. Die Ernährungs- und Gesundheitsforschung ist sich einig, dass intermittierendes Fasten das Risiko von Herzkrankheiten sowie degenerativen Erkrankungen des Nervensystems minimieren und die Regenerationsprozesse der menschlichen Körperzellen anregen kann. Auf den konkreten gesundheitlichen Effekt des Intervallfastens werden wir im Folgenden genauer eingehen.

Abnehmerfolge dank Intervallfasten

Intervallfasten stellt eine effektive Möglichkeit dar, um schnell und konstant an Körpergewicht zu verlieren. Dies ist offensichtlich der insgesamt verringerten Kalorienzufuhr und dem daraus resultierenden Kaloriendefizit zu verdanken. Infolge des phasenweisen Kalorienentzuges beginnt die Leber nach kurzer Zeit, die sich im körpereigenen Glykogenspeicher befindlichen Kohlenhydrate abzubauen. Abhängig von der körperlichen Aktivität ist der Glykogenvorrat in der Regel nach 12 bis 18 Stunden vollständig aufgebraucht. Nachdem die Glykogenspeicher geleert wurden, muss der Körper zur Deckung des lebensnotwendigen Energiebedarfs auf Fettreserven zurückgreifen, es kommt zur Verbrennung von Körperfett und zur Produktion von Ketonkörpern.

Darüber hinaus senkt Intervallfasten den Insulinspiegel und steigert die Produktion des Wachstumshormons Somatropin beinahe um das Fünffache. Ein geringer Insulin- und ein hoher Somatropinspiegel regen die Fettverbrennung an, was mittelfristig ebenfalls zu einer

Reduzierung des Körpergewichtes führt. Außerdem konnte im Rahmen einer Studie herausgefunden werden, dass die gesenkte Mahlzeitenfrequenz zum Abbau von Unterbauchfett führt, was den Bauchumfang verkleinert und dem Körper zu mehr Definition verhilft. Mit kurzen, aber dennoch intensiven Trainingseinheiten kombiniert, eignet sich das intermittierende Fasten hervorragend für Menschen, die nach einer wirkungsvollen Abnehmmethode suchen.

Die beeindruckende Wirkung auf die Gesundheit

Neben den gesundheitlichen Vorteilen, die mit der Reduktion des Körpergewichtes und der Annäherung an das Normalgewicht einhergehen, kamen Ernährungsforscher zu weiteren Erkenntnissen im Bezug auf das intermittierende Fasten. Intervallfasten wirkt ähnlich wie eine Detoxifikation, die den Organismus entgiftet, entschlackt und reinigt. Da beim Fasten zwischenzeitlich keine Schadstoffe über die Nahrung in den Körper gelangen, hat dieser genügend Zeit, um Abfallstoffe und Umweltgifte aus den Organen und dem Verdauungstrakt abzubauen. Dabei geht es auch um die

Herstellung eines ausgewogenen Säure-Basen-Verhältnis durch die Ausscheidung überschüssiger Säuren, die infolge eines überhöhten Konsums von säurebildenden Lebensmitteln wie Getreide, Weißmehl und tierischen Produkten im Körper eingelagert werden und im Extremfall zu einer Übersäuerung führen. Die richtige Balance zwischen Säuren und Basen im Körper steigert das Wohlbefinden dauerhaft und verhindert Zivilisationskrankheiten wie Rheuma, Osteoporose und Migräne. Außerdem werden durch das intermittierende Fasten die körpereigenen Zellreparaturprozesse vorangetrieben, beispielsweise findet die sogenannte Autophagie statt. Das bedeutet, dass der Körper veraltete Proteine abbaut, die er nicht mehr verwerten kann, und gleichzeitig schädliche Bakterien und Viren von seinen Zellen entfernt. Die Entdeckung und Erforschung der Autophagie gelang übrigens dem japanischen Zellbiologen Yoshinori Osumi, wofür ihm im Jahr 2016 der Medizin-Nobelpreis verliehen wurde. Der Prozess der Autophagie ist zudem für seine Anti-Aging-Wirkung bekannt, die sowohl äußerliche Merkmale als auch die Nervenzellen im Gehirn betrifft. Es kommt zur Ausschüttung des Human Growth Hormon, kurz HGH, welches Muskelaufbau, Fettverbrennung und Gehirnleistung anregt und gleichzeitig einen verjüngenden Effekt auf den gesamten Organismus mit sich bringt.

Dank der regelmäßigen Essenspausen während der Intervallfasten-Diät und dem Verzicht auf zuckerhaltige Snacks ist der Körper wieder in der Lage, seine Blutdruck-, Blutzucker- und Insulinwerte selbstständig zu regulieren. Auf diese Weise wirkt Intervallfasten diversen Herz-Kreislauf-Erkrankungen entgegen und beugt Heißhungerattacken vor, die infolge eines ständig schwankenden Insulinspiegels entstehen. Ebenfalls zu erwähnen ist die entzündungshemmende Wirkung des Intervallfastens. Dieser Effekt hängt mit den freien Radikalen als Ursache von Entzündungen und chronischen Krankheiten zusammen. Studien zufolge entwickelt der Körper im Zuge des intermittierenden Fastens eine Widerstandsfähigkeit gegen die freien Radikalen, was sich in einem Rückgang des oxidativen Stresses und der Abnahme der Entzündungsintensität widerspiegelt. Auch in Sachen Gehirnleistung kommt es zu Verbesserungen. Dies hängt mit dem Zustand der Fettverbrennung während der Fastenperiode zusammen, in dem das Gehirn Energie vorrangig aus Ketonen statt aus Glukose bezieht. Da die aus Fettsäuren entstehenden Ketone die effizientere und hochwertigere Energiequelle darstellen, steigern sich in diesem Fall

Gehirnfähigkeiten wie Konzentration, Lern- und Erinnerungsvermögen. Das Risiko, an degenerativen Hirnerkrankungen wie beispielsweise Demenz zu erkranken, wird dadurch erheblich gesenkt. Durch die Senkung des LDL-Cholesterinspiegels im Blut und den Abbau toxischer Zwischenprodukte sowie ungesunder Fette minimiert Intervallfasten das Risiko, an einer Herzkrankheit zu erkranken. Die simple Ernährungsformel entlastet zudem den Verdauungstrakt, stärkt die Darmflora sowie die Verwertung von Nährstoffen und hat auf diese Weise eine positive Auswirkung auf das Wohlbefinden. Intervallfasten ist somit auch für normalgewichtige und kerngesunde Menschen gedacht, die ihre Gesundheit langfristig erhalten und bewusster leben möchten.

Von vielen Quellen hört man außerdem, dass Intervallfasten Krebs und Tumoren vorbeugen könne und sogar eine deutlich lebensverlängernde Wirkung innehat. Hierbei möchten wir euch aber nicht zu viel versprechen, denn diese Erkenntnisse beruhen auf teils sehr wackligen Tierstudien mit Ratten, deren Anwendbarkeit auf den Menschen noch nicht ausreichend erforscht werden konnte. In den beiden letzten Abschnitten haben wir daher nur Wirkungen des intermittierenden

Fastens angeführt, die stichhaltig sind und wissenschaftlich belegt werden konnten.

Die erstaunliche psychologische Wirkung des Intervallfastens

Die Entscheidung, mit dem Intervallfasten zu beginnen, steht im engen Zusammenhang zur Veränderung des alltäglichen Konsumverhaltens. Statt ungehemmter Völlerei steht nun die Konzentration auf das Wesentliche und die Rückkehr zu einem natürlicheren Ernährungsstil im Vordergrund. Intervallfasten bietet die Chance, die Ernährungsbewusstheit sowie -disziplin auf das gesamte Leben zu übertragen und somit kontrollierter, zielstrebiger und motivierter in allen Lebensbereichen zu werden. Wer die Erfahrung des Intervallfastens einmal gemacht hat, entwickelt mit der Zeit eine kritische Haltung gegenüber dem schrankenlosen Konsum des modernen Menschen und lernt, was Körper und Psyche wirklich zugutekommt. Man überwindet die Angst, für einige Stunden ohne Nahrung auskommen zu müssen und bekommt ein besseres, unverfälschtes Gefühl für den eigenen Körper und den Hunger. Viele Menschen, die dauerhaft intervallfasten, können zudem eine Verbesserung der Konzentration und der kognitiven Leistung während des Fastens verzeichnen. Allgemein kann man sagen, dass intermittierendes Fasten nicht nur physiologische Effekte mitbringt, sondern auch positiv zur Weiterentwicklung von Persönlichkeit und Charakter beiträgt.

Intervallfasten - Eine Diät und doch keine

Das Intervallfasten wird oft als eine von vielen Mode-Diätformen bezeichnet, was ihrem Konzept jedoch nur bedingt entspricht. Vielmehr genießt Teilzeitfasten eine Art Sonderstatus in der Welt der Ernährungskonzepte. Genau genommen ist Intervallfasten keine Diät, sondern ein Zeitplan, der die Nahrungsaufnahme lediglich einteilt. Es findet keine Einschränkung der Essensauswahl statt, weshalb Intervallfasten auch mit allen anderen Ernährungsweisen wie der vegetarischen, veganen oder der Paleo-Ernährung kompatibel ist. Auch wird nicht mit konkreten Kalorienwerten oder Makronährstoffverteilungen gearbeitet, wie es in vielen anderen Diäten der Fall ist. Zudem gilt intermittierendes Fasten als beständige Ernährungsweise, die neben ihrem Diät-Charakter langfristig umsetzbar ist.

Wieso es trotzdem wichtig ist, was du isst

Intervallfasten schränkt die Auswahl an Lebensmitteln zwar nicht direkt ein, ist aber untrennbar mit einer gesunden Ernährungsweise außerhalb des Fastens verbunden. Wenn du die Stunden bzw. Tage der normalen Nahrungsaufnahme wie Cheat Days behandelst und Unmengen an Fast Food, Süßigkeiten und anderen Kalorienbomben zu dir nimmst, ist das Scheitern vorprogrammiert. Viele Menschen, die regelmäßig fasten, neigen außerdem dazu, außerhalb des Fastens mehr kalorienreiches und fettiges Essen zu sich zu nehmen. Das hängt mit der durch den Essensentzug ausgelösten Produktion der Hormone Ghrelin und Leptin zusammen, welche appetitanregend und appetitzügelnd wechselwirken. Diese Reize werden an das Hungerzentrum im Gehirn weitergeleitet, was nicht selten dazu führt, dass man nach einer Fastenperiode zu viel isst.

Die Art sowie die Qualität der konsumierten Nahrungsmittel sollte auch beim Intervallfasten nicht außer Acht gelassen werden. Nutze die Lebensmittelvielfalt, ernähre dich ausgewogen und verzichte auf eine einseitige Ernährung, da diese zu Mangelerscheinungen führen kann. Regionale und natürliche Produkte sind hochwertiger und nährstoffreicher als verarbeitete Industrieprodukte und Fertigmahlzeiten. Statt Süßwaren kannst du auf Trockenobst zurückgreifen und frisch gepresste Säfte können überzuckerte Supermarktgetränke ablösen. Ernährungsexperten raten, pro Tag zwei Portionen Obst und drei Portionen Gemüse als Rohkost zu essen, um den Bedarf des Körpers an Vitaminen, Nährstoffen und sekundären Pflanzenstoffen zu decken. Außerdem sollte darauf geachtet werden, stark zuckerhaltige Produkte zu meiden und hochwertige, pflanzliche Fettquellen zu wählen, die den Körper mit lebensnotwendigen Omega-3-Fettsäuren und mehrfach ungesättigten Fettsäuren versorgen. Zusammenfassend kann man sagen, dass eine rundum gesunde Ernährung im Intervallfasten ebenso wichtig ist wie in der konventionellen Ernährung. Beim Intervallfasten handelt es sich schließlich um eine ganzheitliche Körpertherapie, die einen guten Rahmen darstellt, um vorhandene, suboptimale Ernährungsgewohnheiten zu hinterfragen und zu verändern.

Der Start in das intermittierende Fasten

Vorbereitung ist das A und O

Nachdem wir in den letzten Kapiteln die allgemeine Idee sowie die Wirkungsweise des intermittierenden Fastens erklärt haben, geht es nun von der Theorie in die Praxis. Damit dein Intervallfasten tatsächlich von Erfolg gekrönt wird, müssen bestimmte Dinge schon im Voraus bedacht werden. Wichtig ist, dass du dich mental auf die kommende Ernährungsumstellung vorbereitest, deine Ziele klar definierst und dich mit dem Ablauf des Intervallfastens vertraut machst. Um deine Ziele in die Realität umzusetzen, bedarf es Motivation, etwas Disziplin und Durchhaltevermögen in den Fastenperioden. Ein möglichst umfassender Wissensstand über das intermittierende Fasten sowie Ernährung im Allgemeinen ist eine gute Grundlage, die wir in diesem Buch vermitteln wollen. Essentiell ist auch eine richtige und positive Einstellung, wie wir bereits in unserem Vorwort angesprochen haben. Erwarte zu Beginn nicht zu große Erfolge und bleibt auch bei zeitweise ausbleibenden Fortschritten fleißig am Ball, schließlich ist jeder Körper individuell und reagiert verschieden auf eine Umstellung der Ernährung. Sei dir darüber im Klaren, dass eine Ernährungsumstellung Zeit und Mühe kosten und den Alltag erschweren kann, z.B. wenn du während deiner Fastenperiode zum Essen eingeladen wirst. Treffe bewusst die Entscheidung, deine Konsumgewohnheiten umzukrempeln und mit dem Intervallfasten zu beginnen. Informiere Familie, Freunde und Mitbewohner über dein Vorhaben, schließlich müssen auch sie sich auf deine Ernährungsumstellung einstellen und eventuell die Einkäufe sowie gemeinsamen Mahlzeiten anpassen. Vielleicht findest du im realen Leben oder in Internet-Foren auch Gleichgesinnte, die das Intervallfasten gemeinsam mit dir ausprobieren möchten. Dies hat den Vorteil, dass ihr euch gegenseitig helfen, anspornen und motivieren könnt. Darüber hinaus ist es ratsam, einen Arzt zu konsultieren, der deine Ernährungsweise gerade in der Anfangsphase verfolgt und dich mit Rat und Tat begleitet. Nicht zuletzt geht es auch um die Wahl der idealen Intervallfasten-Methode. Aus diesem Grund möchten wir dir auf den kommenden Seiten die bedeutendsten Modelle und dazu passende Ernährungspläne mit Rezeptideen vorstellen.

Von Eat-Stop-Eat bis Warrior Diet - Die Modelle des Intervallfastens

Im Laufe der Zeit wurden die unterschiedlichsten Modelle zur Einteilung in Phasen der normalen Nahrungsaufnahme und des Fastens entworfen. Auf den kommenden Seiten möchten wir dir die populärsten Methoden vorstellen, die sich allgemein in Stunden- und Tagespläne einteilen lassen. Während Stundenmethoden eine Zeitspanne von 24 Stunden, sprich einen Tag, in Zeitfenster des Essens und des Fastens einteilt, führen Tagespläne ganze Fastentage ein, die im wöchentlichen Rhythmus wiederholt werden. So unterschiedlich die einzelnen Modelle auf den ersten Blick wirken, sie alle haben gemein, dass sie eine feste, regelmäßige und gleichbleibende Einteilung in Zeitintervalle vornehmen.

Die 16:8 Methode - unschlagbar für Einsteiger

Die beliebteste Stundenmethode im Intervallfasten heißt 16:8 Methode und ist in der Fitness-Welt auch als Leangains-Methode bekannt. Sie teilt jeden Tag in eine 16-stündige Fastenperiode und eine Essensphase von acht Stunden ein. Vorteilhaft daran ist, dass die Essensphase nach zweierlei Möglichkeiten platziert werden kann, je nachdem, ob man eher auf Frühstück oder Abendessen verzichten möchte. Aus diesem Grund spricht man bei der 16:8 Methode auch von Vormittags- bzw. Nachmittagsfasten. Besonders populär ist das Vormittagsfasten, bei dem das Frühstück ausgelassen wird und ca. sechs Stunden nach dem Aufwachen die erste Mahlzeit ansteht. Diese Methode soll den Körper dabei unterstützen, die nächtlichen Stoffwechselprozesse abzuschließen. In den acht Stunden, in denen das Essen erlaubt ist, solltest du entweder zwei größere oder drei etwas kleinere Mahlzeiten zu dir nehmen, die du je nach Wunsch mit einem Snack deiner Wahl ergänzen kannst. Die Fastendauer von 16 Stunden pro Tag ist aus wissenschaftlicher Sicht die minimale Zeitspanne, die einen besonderen gesundheitlichen Effekt mit sich bringt, sie sollte daher keinesfalls unterschritten werden. Wichtig ist auch, dass die gewählten Zeitfenster dauerhaft eingehalten werden. Hast du dich für eine Variante entschieden, solltest du zunächst dabei bleiben und deinen Organismus nicht unnötig durch ständiges Verschieben der Fastenphase belasten. Der Körper sollte sich idealerweise an einen bestimmten Ablauf gewöhnen, eine Art Routine entwickeln.

Die 16:8 Methode ist vor allem für Einsteiger interessant, da sie im Wesentlichen nur eine der drei Hauptmahlzeiten streicht und somit einfacher in den Alltag integrierbar sind als längere Fastenperiode oder ganze Fastentage. Sie lässt sich an beinahe jeden Lebensstil anpassen und kann hervorragend mit anderen Ernährungskonzepten wie beispielsweise der Keto-Diät gepaart werden. Eine Variation der 16:8 Methode stellt übrigens die 18:6 Methode dar, in der die Fastenphase also zwei Stunden länger andauert und damit entsprechend intensiver wird.

Wie auch die anderen Intervallfasten-Diäten, die wir dir auf den folgenden Seiten vorstellen werden, benötigt die 16:8 Methode eine gute Planung, um optimal funktionieren zu können. Wir empfehlen dir, jeden Tag mit einer kurzen Sporteinheit zu beginnen, sei es eine kurze

Joggingrunde oder ein kleines Indoor-Workout. Auf diese Weise wird der Stoffwechsel angekurbelt und die Leistungsfähigkeit erhöht. Sowohl zu Beginn als auch am Ende deiner achtstündigen Essensphase sollten zwei größere Mahlzeiten stehen, ungefähr in der Mitte eine weitere. Falls du deinen gewohnten Tagesablauf mit Frühstück, Mittag- und Abendessen beibehalten möchtest, empfiehlt es sich, die Overeating-Periode von 11 bis 19 Uhr zu platzieren. Auf ein spätes Frühstück um 11 Uhr folgt dann das Mittagsessen um halb drei und das Abendessen um 18:30 Uhr, welches die letzte Mahlzeit des Tages darstellt. Im Folgenden möchten wir dir einige Rezeptideen für geeignete 16:8 Mahlzeiten auf den Weg geben, von denen du dich gerne inspirieren lassen kannst.

Der typische 16:8 Tag startet wie bereits erwähnt mit einem kleinen Cardio-Training, etwas später folgt die erste Mahlzeit des Tages, Omelett mit Babyspinat-Feta-Füllung. Das Omelett hat den Vorteil, dass es dank der Verwendung von Eiern und Schafskäse sehr protein-reich ist und somit einen gewissen Sättigungseffekt in-nehat, gleichzeitig durch die Füllung mit Spinat und Gemüse die notwendigen Vitamine und Mineralstoffe mitbringt. Der englische Klassiker Spiegelei mit Speck erfüllt seinen Zweck als Frühstück ebenso gut. Geeignete Mittagessen sind beispielsweise ein knuspriges Vollkorn-Sandwich mit Schinken und Rucola, eine Süßkartoffelsuppe mit Kokosmilch oder ein fruchtiger Smoothie. Auf das Thema Smoothies werden wir im Übrigen zu einem späteren Zeitpunkt in diesem Buch noch näher eingehen. Das Abendessen sollte die größte und kalorienreichste Mahlzeit des Tages sein, schließlich muss es über die gesamte, anstehende Fastenphase von 16 Stunden sättigen. Eine hervorragende Abendessens-Kreation ist Pasta mit einem gestückelten Lachsfilet von ca. 200 Gramm, Paprika, Tomaten, einer Portion Parmesan und einer selbstgemachten Ricotta-Sahnesoße. Wir empfehlen auf alle Fälle die Verwendung von Wildlachs aus nachhaltigem Fang oder Lachs aus biologischer Aquakultur bei der Zubereitung der Pasta und wünschen einen guten Appetit!

Die Warrior-Diät - hart, aber wirkungsvoll

Eine extremere Variante des intermittierenden Fastens ist die 20:4 Methode, welche auch unter dem Begriff Warrior-Diät bekannt ist. Nach diesem Konzept steht dir täglich ein vierstündiges Zeitfenster zur Verfügung, indem du den gesamten Kalorienbedarf des Tages deckst. Üblicherweise plant man diese kurze Overeating-Phase nachmittags oder am frühen Abend ein. Die übrigen 20 Stunden werden gefastet, wobei auch kalorienarme und leicht verdauliche Mini-Snacks wie Gemüse, ein Apfel, Nüsse oder ungesüßter Naturjoghurt erlaubt sind. Das Abendessen, die einzige große Mahlzeit des Tages, erfolgt in der Warrior-Diät in Form von mehreren Gängen aus den unterschiedlichsten Gerichten. Begonnen mit dem Gericht, das die niedrigste Energiedichte, also die wenigsten Kalorien pro 100 Gramm aufweist, arbeitest du dich der Energiedichte nach immer höher. Darüber hinaus ist die Warrior-Diät darauf ausgerichtet, die Zufuhr von einfachen Kohlenhydraten, wie sie beispielsweise in zuckerhaltigen Lebensmitteln, Weißmehl oder stark verarbeiteten Kartoffelprodukten enthalten sind, zu vermeiden. Die Warrior-Diät vereint somit das Konzept des intermittierenden Fastens mit Ansätzen der Low-Carb-Ernährung.

Der Erfinder der Warrior-Diät, Ori Hofmekler, möchte damit eine größtmögliche Anpassung an die ursprüngliche, steinzeitliche Ernährungsweise erreichen, die durch Fastenphasen bis zum Nachmittag, eine allgemein kohlenhydratarme Ernährung und nicht zuletzt ein hohes Maß an körperlicher Aktivität gekennzeichnet war. Hofmekler sieht in der 20:4 Methode die optimale Anpassung der Ernährung an den menschlichen Körper, wobei das Verschieben und Konzentrieren der Nahrungsaufnahme auf die Abendstunden im vegetativen Nervensystem und der dort stattfindenden Wechselspiel von Sympaticus und Parasympathicus begründet liegt. Das Energiedefizit während der ersten Tageshälfte ist wichtig, um in der Overeating-Phase zu einem Leistungshoch gelangen zu können und erfolgreich Fett abzubauen.

Die 20:4 Methode stellt eine intensive Form von 16:8 bzw. 18:6 dar, die sich für Menschen eignet, die schnell und langfristig abnehmen möchten. Auch in Kombination mit regelmäßigen Trainingseinheiten erweist sich die Warrior-Diät als effektiv. Viele Kraftsportler und Bodybuilder nehmen beispielsweise von einer modifizierten Form der Warrior-Diät Gebrauch, die häufigere Snacks in der Fastenperiode vorsieht und auf muskelaufbauende Proteine als zentralen Energieträger setzt. Das geschieht vor dem Hintergrund, dass Leistungssport nicht vollkommen nüchtern praktiziert werden kann. Eine dauerhafte Umsetzung der Warrior-Diät erfordert jedoch auch ein gewisses Maß an Disziplin und

Durchhaltevermögen.

Um deine Warrior-Diät optimal planen zu können, ist das Erstellen eines Tages- bzw. Wochenplans empfehlenswert. Daher möchten wir dir in den kommenden Abschnitten einen beispielhaften Tagesablauf nach der 20:4 Methode zeigen. Zunächst einmal solltest du eine geeignete Zeitspanne für die vierstündige Overeating-Phase festlegen. Wir empfehlen, diese rund zehn Stunden nach dem Aufstehen zu beginnen. Falls du morgens um 8 Uhr aufstehst, kannst du zwischen 18 und 22 Uhr ein reichhaltiges Abendessen mit mehreren Gängen zu dir nehmen. Einmal festgelegt, solltest du diese vierstündige Zeitspanne für die Dauer deiner Diät beibehalten, damit sich dein Körper besser an die Ernährungsumstellung gewöhnen kann.

Die Overeating-Phase selbst solltest du ausgewogen, gesund und relativ kohlenhydratarm gestalten. Beginne als Vorspeise etwa mit einem grünen Salat, den du mit Radieschen, Tomaten, Avocado, Salatgurken oder anderen kreativen Toppings sowie einem bestenfalls selbstgemachten Dressing veredeln kannst. Der nächste Gang kann dann ein gebratenes Stück Fleisch oder ein Fischfilet sein, wobei du aus Qualitätsgründen auf

Ware aus Massentierhaltung bzw. konventioneller Aquakultur verzichten solltest. An der Größe sollte hier nicht gespart werden, schließlich muss dein Abendessen einen Sättigungseffekt für ganze 20 Stunden hervorrufen. Als Beilage zum zweiten Gang eignet sich gebackene Paprika oder Aubergine. Gang Nummer Drei darf dann gerne etwas kohlenhydratreicher werden, insbesondere Kartoffel- Nudel- oder Reisgerichte sind an dieser Stelle zu empfehlen. Wie wäre es also mit einem überbackenen Macaroni-Auflauf, Ofenkartoffeln mit Frischkäsefüllung oder einer Portion asiatischem Reis mit gemischtem Gemüse und Bambussprossen in einer fruchtig-scharfen Curry-Kokosmilchsoße? Grundsätzlich solltest du jegliche Soßen selbst machen und bei der Zubereitung aller Gerichte auf die Verwendung von unnötigem Zucker verzichten. Je nach Appetit kannst du zum Abschluss ein kleines und relativ zuckerarmes Dessert zu dir nehmen, wie z.B. einen selbstgemachten saisonalen Früchtejoghurt, eine gemischte Käseplatte oder ein Stückchen Zartbitterschokolade mit hohem Kakaoanteil.

Ebenso wie für die Overeating-Stunden solltest du dir einige Notfall-Snacks für die weitaus längere Fastenzeit bereitlegen. Unverarbeitete, leichte und natürliche

Lebensmittel wie ein Stück Apfel oder Rohkost gehen immer, Kraftsportler können darüber hinaus auch auf Naturjoghurt, Kefir oder ein Ei zurückgreifen, um den Energieverbrauch des Trainings ein wenig auszugleichen. Wichtig ist jedoch, dass du es mit den Snacks nicht übertreibst und in der Fastenphase auch vorrangig fastest. Andernfalls steht der Erfolg deiner Diät auf dem Spiel - und das möchtest du ja auch nicht.

Die 10 in 2 Methode - ein Tag Essen, ein Tag Fasten

Die 10 in 2 Methode taktet deine Ernährung in einen Zwei-Tages-Rhythmus. Immer abwechselnd finden ein Tag des Fastens und ein Tag des "normalen" Essens mit drei Hauptmahlzeiten statt. Eine Abwandlung von 10 in 2 stellt die 36:12 Methode dar, welche die Dauer der Phase normaler Nahrungsaufnahme noch etwas näher einschränkt. Die Variante, die auch Alternate Day Fasting beziehungsweise ADF genannt wird, sieht jeden zweiten Tag, also einmal innerhalb von 48 Stunden, ein zwölfstündiges Zeitfenster vor, in dem du normal essen kannst. Damit kannst du an einem Tag bequem frühstücken, zu Mittag und sogar zu Abend essen, wenn du das Zeitfenster beispielsweise zwischen 8 und 20 Uhr einplanst. Anschließend gibt es eine 36-stündige Fastenperiode, bevor du am dritten Tag wieder im selben Zeitraum normal essen kannst. Das ist jedoch kein Grund zur Sorge, denn schließlich sind in dieser Rechnung auch die Schlafenszeiten als Teil der Fastenphase einberechnet.

Die 10 in 2 Methode und besonders das Alternate Day Fasting sind allerdings nur denjenigen zu empfehlen, die bereits ausreichend Erfahrung mit anderen Formen des Intervallfastens wie beispielsweise der 16:8 Methode gesammelt haben. Für Anfänger ist sie eher ungeeignet, da sie für einen Zeitraum von eineinhalb Tagen jegliche Nahrungsaufnahme verbietet. Eine solche Diät sollte darüber hinaus lediglich über einen kurzen Zeitraum durchgeführt werden, andernfalls kann aus der gewünschten Entlastung des Körpers schnell eine neue, unerwünschte Belastung entstehen.

Eine weitere Gestaltungsmöglichkeit der 10 in 2 Methode ist die sogenannte UpDayDownDay-Methode. Hierbei bleibt das Grundprinzip des täglichen Wechsels zwischen Essen und Fasten bestehen, jedoch wird der Begriff des Fastens hier nicht allzu streng ausgelegt. An den Down Days ist es dir nämlich gestattet, ein Fünftel deiner normalen Tagesdosis an Kalorien durch leichte Lebensmittel und sättigende, aber kalorienarme Diät-Shakes zu dir zu nehmen, damit du nicht vollständig hungern musst. Bei einem durchschnittlichen Tagesenergieumsatz von 2.000 bis 2.500 Kalorien bleiben dir am Fastentag immerhin noch 400 bis 500 Kalorien, die du im Idealfall mit Obst, Gemüse und anderen naturbelassenen Lebensmitteln füllst. Die UpDayDownDay-Methode stellt einen guten Zwischenstop zur harten 10 in 2 Diät dar, welche dann Schritt für Schritt umgesetzt werden kann.

Die 5:2 Methode - Der Intervallfasten-Hype aus England

Auch unter dem Namen The Fast Diet bekannt, kam die 5:2 Methode in den letzten Jahren zu vielen internationalen Anhängern. Das Prinzip der Methode, welches die britischen Autoren Michael J. Mosley und Mimi Spencer in ihrem Bestseller "The Fast Diet" beschreiben, ist sehr simpel: Während fünf Tage in der Woche wie gehabt gegessen wird, ist an den restlichen beiden Tagen Fasten angesagt. Die beiden Fastentage sind frei wählbar, jedoch sollten sie nicht unmittelbar aufeinander folgen. An einem Fastentag sind laut den Buchautoren 500

Kalorien bei Frauen und 600 Kalorien bei Männern erlaubt. Die kleinen Snacks an Fastentagen sollten nach Möglichkeit nicht aus kohlenhydrathaltigen Lebensmitteln bestehen, da diese keinen lang anhaltenden Sättigungseffekt hervorrufen. Statt "leeren Kalorien" sollten vielmehr proteinreiche Energiequellen wie ungesüßte Milchprodukte oder nährstoffreiches Gemüse sowie kleine Mengen an Nüssen auf dem Speiseplan stehen. An den Nicht-Fastentagen gilt das Motto "Schlemmen, aber nicht überessen!".

Während die 5:2 Methode sichere Abnehm-Erfolge verspricht, eignet sich die 6:1 Methode als Ableger der Fast Diet für Menschen, die mit ihrem Körpergewicht zufrieden sind, aber dennoch die gesundheitlichen Vorteile des Intervallfastens nutzen möchten. 6:1 sieht lediglich einen Fastentag vor, der im Wochenzyklus wiederholt wird.

Auch interessant ist die Eat-Stop-Eat-Methode, bei der eine eintägige Fastenperiode auch tagesübergreifend platziert werden kann. Bist du beispielsweise ein Fan des ausgiebigen Frühstückens, kannst du mit einem großen Brunch in den Tag starten, danach eine 24-stündige Pause einlegen und am nächsten Tag um wieder frühstücken. Somit musst du kei- ag auf das Essen verzichten und erzielst ichzeitig einen ähnlichen gesundheitlichen Effekt.

Fasten nach dem Zufallsprinzip - funktioniert das?

Zugegebenermaßen ist das Zufallsprinzip im Vergleich zu den bisher beschriebenen Formen des Intervallfastens ein ungewöhnlicherer Ansatz, dafür aber umso interessanter. Im Grunde platzierst du in dieser Variante deine Fastenzeiten nicht zufällig, sondern lässt je nach Hungergefühl eine oder gleich mehrere Mahlzeiten hintereinander ausfallen. Das hat den Vorteil, dass du dir keine Gedanken um die Alltagsplanung machen musst und trotzdem einige positive Aspekte des Teilzeitfastens mitnehmen kannst, sofern du dich außerhalb deiner selbst festgelegten Fastenzeiten gesund und ausgewogen ernährst. Allerdings erfordert das Intervallfasten nach dem Zufallsprinzip sehr viel Selbstdisziplin, da es keinen festgelegten Plan gibt, an den du dich halten kannst.

Die besten Drinks für die Fastenzeit

Während der phasenweise Verzicht auf sämtliche Nahrungsmittel zentraler Bestandteil der meisten Formen des Intervallfastens ist, ist eine hohe Flüssigkeitszufuhr auch in den Fastenperioden essentiell. Ernährungsexperten empfehlen pro Tag eine Menge von einem Liter pro 30 Kilogramm Körpergewicht, da die Deckung des Flüssigkeits- und Mineralstoffbedarfs beim Fasten nicht mehr durch wasserhaltige Nahrung, sondern nur noch durch Trinken erfolgen kann. Grundsätzlich sind im intermittierenden Fasten alle Drinks erlaubt, die frei von Zucker sind. Neben reinem Mineralwasser, welches den Körper bei dessen Entgiftungsvorgängen unterstützt, sind auch schwarzer Kaffee sowie natürliche, zuckerfreie Teesorten überaus attraktive Energie- und Flüssigkeitslieferanten.

Die beeindruckende Welt des Tees

Ein guter Tee kann dir beim Abnehmen helfen, das Hungergefühl lindern und bietet nebenbei noch ein hervorragendes Geschmackserlebnis. Beim intermittierenden Fasten solltest du auf Chai-Tees, und Tees, die auf getrockneten Früchtemischungen basieren, verzichten, da sie zu viele Kalorien beinhalten. Milch, Zucker und Honig sind während des Fastens ebenfalls nicht erlaubt, dürfen in der Essensphase aber gerne in den Tee gemischt werden.

Empfehlenswert sind diverse Kräutertee-Sorten, die einen positiven Effekt auf die Gesundheit mit sich bringen. Sie fördern die Entgiftungs- und Autophagieprozesse, welche beim Fasten in Gang gesetzt werden. So lindert beispielsweise Kamillentee Magenschmerzen, Blähungen und Sodbrennen. Im Gegensatz dazu entfalten Schwarztee und Pfefferminztee eine anregende Wirkung. Bei einer längeren Ziehzeit von ca. zehn Minuten fördert schwarzer Tee zudem die Verdauung und beruhigt den Magen-Darm-Trakt. Weißer Tee steckt voller Mineralien und Vitamine, besonders hervorzuheben ist hier das Vitamin B1, welches für das Nervensystem essentiell ist und stimmungshebend wirkt. Oftmals wird auch das Trinken von grünem Tee im Rahmen des Intervallfastens empfohlen. Insbesondere der in Pulverform erhältliche Matcha-Tee intensiviert die Fettverbrennung, das enthaltene Antioxidans EGCG beschleunigt den Stoffwechsel. Allgemein enthält grüner Tee viele pflanzliche Aminosäuren und Antioxidantien, welche zur Ausschüttung von Neurotransmittern im

Gehirn sowie dem Abbau von Schadstoffen im ganzen Körper beitragen. Nicht zuletzt stabilisiert Grüntee die Knochendichte, unterstützt das Immunsystem und schützt dank seiner antibakteriellen Wirkung vor Karies. Grüner Tee ist also echtes Allround-Mittel, das ebenso mit einem erstklassigen Geschmack punkten kann.

Aromatische und gesunde Tees lassen sich auch einfach selbst machen, in diesem Abschnitt zeigen wir dir daher die besten Teekreationen für die Intervallfasten-Diät. Die Zutaten dazu bekommst du in beinahe jedem Supermarkt, manche Kräuter und Früchte kannst du sogar im eigenen Garten oder auf dem Balkon züchten, anschließend trocknen und zu einer Tee-Mischung verarbeiten. Aus 60 Gramm Lindenblüten, 20 Gramm Minze und Lavendel sowie zehn Gramm Himbeer- und Kornblumenblättern lässt sich ein fruchtig-aromatischer Kräutertee herstellen. Auch Pfefferminz, Zitronenmelisse und Salbei geben in gleichen Teilen vermischt eine hervorragende Kräuterteemischung ab. Für ein etwas schärferes Geschmackerlebnis sorgt unser selbstgemachter Ingwertee. Schneide hierzu ein ca. drei bis fünf Zentimeter großes Stück von einer Ingwerknolle ab und raspeln sie mit einem Gemüsehobel in feine

Streifen. Diese Streifen kannst du anschließend mit heißem, aber nicht kochendem Wasser übergießen und das Getränk je nach Belieben mit etwas Pfeffer, Zitronengras oder einem Spritzer Zitronensaft weiter verfeinern. Der Ingwertee ist nicht nur ausgesprochen reich an Vitaminen, der in Ingwer enthaltene Stoff Gingerol wirkt auch entzündungshemmend und schmerzstillend, hilft gegen Übelkeit sowie Verdauungsprobleme und lindert Kopfschmerzen. Auch interessant ist eine indische Schwarztee-Mischung, die aus drei Teelöffeln gemahlenem Zimt, zwei Teelöffeln Kardamomsamen, einigen Gewürznelken sowie vier Teelöffeln schwarzem Tee, beispielsweise Darjeeling oder Assam, besteht. Wenn du dich für eine Teemischung entschieden hast, muss der selbst kreierte Tee abschließend noch aufgegossen werden. Hierzu kannst du zwischen befüllbaren Einweg-Teebeuteln, einem Sieb oder einem praktischen Teeei wählen. Achte dabei stets auf eine angemessene Wassertemperatur zwischen 60 und 80 Grad Celsius. Die Ziehzeit sollte großzügiger einberechnet werden als bei fertigen Supermarkt-Tees. Ungefähr zehn Minuten solltest du das Getränk ziehen lassen, damit sich Aromen und Wirkstoffe der Pflanzen optimal entfalten können. Basiert deine Teemischung auf gekauftem schwarzen oder grünen Tee, benötigt sie vermutlich keine längere Ziehzeit als auf der Verpackung angegeben. Die Zusammenstellung des eigenen Tee-Mixes lässt selbstverständlich auch Spielraum für Experimente, lediglich auf das Zusetzen von Zucker und Milch sollte während der Fastenphase verzichtet werden. Wir wünschen viel Spaß und gutes Gelingen!

Schwarzer Espresso gegen Hunger und Müdigkeit

Kaffee ist für seine anregende und aktivierende Wirkung bekannt und schafft darüber hinaus Abhilfe bei aufkommendem Hungergefühl. Das in Kaffee enthaltene Koffein kurbelt den Stoffwechsel sowie den Blutkreislauf an und lässt Müdigkeit im Nu verfliegen. Diese zweifelsohne nützlichen Vorteile des Kaffees sind jedoch mit Vorsicht zu genießen, besonders während des Fastenintervalls. Milch, Zucker und Sahne haben im Fasten-Kaffee nichts verloren, da sie schlichtweg zu viele Kalorien beinhalten. Darüber hinaus führt der Konsum von Kaffee zu einer Entwässerung der Zellen, weshalb eine Tasse Kaffee stets mit einem Glas Wasser kompensiert werden sollte, um einer Dehydration des Körpers vorzubeugen. Zudem empfiehlt es sich, den täglichen Kaffeekonsum auf zwei, maximal drei Portionen beschränken, andernfalls stellt sich eine Toleranz ein, die eine optimale Wirkungsentfaltung des Koffeins verhindert. Grundsätzlich ist schwarzer Kaffee aber ein erstklassiges Getränk für dein Intervallfasten.

Elektrolyte nicht vergessen

Während des Fastens und der damit einhergehenden Entschlackung setzt in deinem Körper eine vermehrte Ausscheidung von Elektrolyten wie Magnesium und Kalium ein. Diese haben im menschlichen Organismus die Funktion, die Verdauung sowie die Zell- und Muskelfunktion zu stärken und tragen darüber hinaus zu einer verbesserten Schlafqualität bei. Damit der Elektrolythaushalt beim Intervallfasten wieder ins Gleichgewicht gebracht wird, müssen mehr Salze als zuvor konsumiert werden. Während in den Essensperioden die notwendige Menge an Salzen automatisch durch das Essen aufgenommen wird, sollte in der Fastenzeit ab und an eine Portion Wasser mit einer Prise Meersalz getrunken werden. Eine weitere Möglichkeit, den Elektrolytspiegel aufrecht zu erhalten, ist das Lösen eines Teelöffels Back-Natron oder Backsoda in einem Glas Wasser. Herkömmliches Backpulver besteht ebenso wie die meisten pharmazeutischen Elektroylt-Mischungen aus dem

Salz Natriumhydrogencarbonat. Zum dauerhaften Konsum ist die Mischung allerdings nicht vorgesehen, was auch mit dem oftmals als unangenehm empfundenen Geschmack zusammenhängt.

Smoothies - ein vollwertiger Mahlzeiten-Ersatz?

Intervallfasten ist eng mit einer durchweg gesunden Ernährung verbunden, zu der auch mehrere Portionen Obst und Gemüse am Tag gehören. Der Smoothie, ein Trendgetränk aus püriertem Obst und Gemüse, macht der gewöhnlichen Rohkost zurzeit große Konkurrenz. Die Hersteller versprechen einen 100-prozentigen Fruchtanteil und propagieren einen modernen, gesunden Lifestyle. Tatsächlich ist ein Smoothie eine praktische Erfindung, die zudem mit den enthaltenen Vitaminen und Nährstoffen punkten kann. Beim Kaufen von Fertig-Smoothies ist dennoch Vorsicht geboten. Im industriellen Herstellungsprozess geht nämlich ein nicht unerheblicher Anteil an sekundären Pflanzenstoffen, Vitaminen, Mineral- und Ballaststoffen verloren, zudem werden den Produkten nicht selten zusätzliche Süßungsmittel wie beispielsweise Rohrzucker oder Agavensirup zugesetzt. Durch den ohnehin hohen

Fruktoseanteil in den meisten Obstsorten kommt somit die Balance zwischen Zucker bzw. Kohlenhydraten sowie Eiweiß und Fetten ins Wanken. Viele Supermarkt-Smoothies bestehen zudem nicht zwangsläufig aus reinen pürierten Früchten, sondern basieren in erster Linie auf ernährungsphysiologisch weniger hochwertigen Fruchtsäften, besonders beliebt ist hierbei der Apfelsaft. Problematisch ist auch die flüssige Konsistenz der Smoothies, die zu schnellem Trinken statt bewusstem Genießen verleitet. Dadurch tritt nicht derselbe Sättigungseffekt ein wie beim ausgiebigen Kauen von frischem oder getrockneten Obst und Gemüse.

Wir empfehlen, Smoothies stets selbst zu mixen, um die volle Kontrolle über die Bestandteile des Smoothies zu behalten. Die rundum gesündeste Variante unter den bunten Smoothies stellt der grüne Smoothie dar, welcher zu gleichen Teilen aus Obst und Gemüse besteht. Bei der Wahl der Zutaten für deinen grünen Smoothie sind dir im Grunde keinerlei Grenzen gesetzt, jedoch solltest du auf stärkehaltiges Wurzelgemüse wie Karotten, Kohlrabi oder Pastinaken in Kombination mit einfach kohlenhydrathaltigen Früchten wie etwa Zitrusfrüchten verzichten. Das hat den Hintergrund, dass das komplexe Kohlenhydrat Stärke eine weitaus längere

Verdauungszeit beansprucht als einfache Kohlenhydrate aus Obst, was nicht selten zu Verdauungsproblemen und Blähungen führt. Wildkräuter und Blattgemüse wie Babyspinat und Feldsalat eignen sich sehr viel besser und sorgen für einen einzigartigen Geschmack. Einen gesunden und ausgewogenen grünen Smoothie kannst du beispielsweise aus einer halben Mango (ca. 140 Gramm), 60 Gramm Salatgurken-Scheibchen, 25 Gramm Brunnenkresse, etwas Petersilie und einem Drittel Avocado mit 300 Millilitern Wasser zusammenmixen. Die Brunnenkresse ist ein echter Geheimtipp in der Welt des Superfoods, das Kraut verfügt über eine extrem hohe Nährstoffdichte und wirkt antitoxisch. Darüber hinaus gibt es die Möglichkeit, Haferflocken, Milch, Joghurt, Chia- oder Leinsamen in einen Smoothie zu integrieren, sodass ein größerer Sättigungseffekt eintritt. Mit Bananen oder frischen Beeren kombiniert, kann ein solcher Smoothie auch problemlos das Frühstücksmüsli ersetzen.

Zusammenfassend kann man sagen, dass der Smoothie-Trend durchaus eine Berechtigung hat, schließlich kann das Wundergetränk ab und zu ein bis zwei Obst- bzw. Gemüseportionen am Tag ersetzen. Selbstgemacht, ungesüßt und relativ kalorienarm passt er zudem perfekt zur Ernährungsweise des

Intervallfastens. Dennoch stellt er in unseren Augen keinen vollständigen und dauerhaften Ersatz für frische Früchte dar.

Den Heißhunger beim Fasten stillen

Gerade zu Beginn deiner Intervallfasten-Diät kann es in den Fastenphasen immer wieder vorkommen, dass plötzlich ein großer Heißhunger auftritt. Dies ist völlig normal und eine natürliche Reaktion des Körpers, welcher bei einem länger andauernden Nahrungsentzug die Alarmglocken läuten lässt, da er an eine solche Situation schlichtweg nicht gewöhnt ist. Wenn regelmäßig Nahrung aufgenommen wird, die in den meisten Fällen sehr kohlenhydrathaltig ist, schießen der Blutzucker- und damit auch der Insulinspiegel sprunghaft in die Höhe. Beim Fasten sinkt der Blutzuckerwert und die Ausschüttung von Insulin in der Bauchspeicheldrüse findet praktisch nicht mehr statt, weshalb der Körper Signale an das Gehirn setzt, wieder mehr Nahrung aufzunehmen. Von diesem Prinzip nimmt beispielsweise die ketogene Ernährung Gebrauch. Durch die beinahe vollständige Vermeidung von Kohlenhydraten wird hier ein konstant niedriger Insulinspiegel erreicht, welcher dem Aufkommen von Heißhunger auf Kohlenhydrate entgegenwirkt. Abgesehen von den Folgen der Insulinausschüttung können auch ein Zinkmangel, ein überdurchschnittlich hoher Stressfaktor, konstanter Schlafmangel, die einsetzende Menstruation und der Konsum von Cannabis sowie bestimmten Medikamenten wie Psychopharmaka Ursachen von Heißhungerattacken sein. Hier gilt es, die Probleme bei der Wurzel zu packen und den Heißhunger durch die Vermeidung seiner Auslöser zu stillen. Ebenfalls zu erwähnen sind mögliche psychische Gründe für das Entstehen des Heißhungergefühls. Die reine Gewohnheit, eine besondere emotionale Situation oder schlechte Laune sind nur einige Beispiele hierfür. Zum Glück haben sich aber auch einige Methoden bewährt, um den aufkommenden Heißhunger zu stillen.

Oftmals ist lediglich ein wenig Geduld gefragt, bis plötzlich auftretende Heißhungerattacken wieder verfliegen. Nach ungefähr einer Stunde ist das Bedürfnis nach kohlenhydratreicher Nahrung meist schon Geschichte, wenn du ihm mithilfe von Selbstdisziplin und einer wirkungsvollen Ablenkungsstrategie wie beispielsweise dem Kauen von zuckerfreien Kaugummis widerstehen kannst. Erstaunlich ist auch die Wirkung von leichter Bewegung und Sport auf das Heißhungergefühl. Ein kurzer Spaziergang, langsames Joggen als Cardio-Training oder ein Mini-Workout sorgen für die Ausschüttung des Neurotransmitters Dopamin, welcher dem Heißhunger entgegenwirkt und dich nebenbei glücklicher macht. Darüber hinaus kannst du dir die bereits in vorherigen Kapiteln angesprochene appetitzügelnde Wirkung von Tee, Kaffee sowie warmem Wasser mit Zitronensaft, einem in der indischen Ayurveda-Heilkunde gebräuchlichem Mittel zum Stillen von Hunger, zunutze machen.

Das intermittierende Fasten in der Praxis

Training, Kraftsport und Intervallfasten

Regelmäßiger und intensiver Sport stellt eine ideale Ergänzung zur Ernährungsweise des Intervallfastens dar. Besonders Ausdauer- und Kraftsportler entscheiden sich für Intervallfasten-Arten wie die Leangains-Methode oder die Warrior-Diät, um ihren Körperfettanteil zu senken und gleichzeitig Muskeln aufzubauen bzw. mehr Muskeldefinition zu erlangen. Das kann jedoch nur geschehen, wenn dem Körper ausreichend viel Eiweiß zur Verfügung steht. Fitnessexperten empfehlen eine tägliche Proteinzufuhr von mindestens 1,5 Gramm mal dem Körpergewicht in Kilogramm. Ein 80 Kilogramm schwerer Athlet sollte nach dieser Faustregel ca. 120 Gramm Protein pro Tag zu sich nehmen. Gerade für Anfänger empfiehlt es sich, die Makronährstoffaufnahme mithilfe einer Food-Tracking-App wie Yazio oder MyFitnessPal zu dokumentieren, um ein Gefühl für die richtigen Lebensmittel zu bekommen.

Außerdem kommt es im Intervallfasten auch auf das richtige Timing der Trainingseinheiten an. Eine beliebte Variante ist beispielsweise, das Training unmittelbar vor der größten, d.h. kalorien- und kohlenhydratreichsten Mahlzeit des Tages zu absolvieren. Dieses sogenannte Post-Workout Meal kann gleichzeitig der Beginn der Essensphase sein. Allerdings sollte das Training zwar im Fastenzustand, jedoch nicht vollkommen nüchtern ausgeführt werden. Vor dem Beginn des Workouts empfiehlt es sich daher, eine proteinhaltige Aminosäurenkomposition wie etwa zehn Gramm BCAA oder 30 Gramm Whey Protein zu konsumieren, um beim Krafttraining von den positiven Auswirkungen des Proteins auf den Stoffwechsel profitieren zu können. Eine andere Möglichkeit, die Trainingseinheiten auf den Ernährungsplan abzustimmen ist es, das Workout einige Stunden nach der letzten Mahlzeit des Tages zu absolvieren. Diese Variante hat den Vorteil, dass der Körper zu diesem Zeitpunkt bereits mit ausreichend Energie versorgt ist. Darüber hinaus lässt es sich oft besser mit dem Alltag eines Berufstätigen vereinbaren als die erste Methode.

Wichtig ist abgesehen vom richtigen Timing auch, dass die Intensität der Trainings an die verringerte

Kalorienzufuhr angepasst wird. Als Bodybuilder ist die allmähliche Erhöhung der Gewichtslast essentiell, damit neben den großen Mengen an Fett nicht auch die Muskelmasse zurückgeht, sondern ausschließlich das im Körper eingelagerte Fett abgebaut wird.

Ist veganes Fasten die beste Lösung?

Intervallfasten lässt sich mit beinahe jeder anderen Ernährungsweise kombinieren, so auch mit der veganen Ernährung. Doch ist diese Variante dem konventionellen Intervallfasten vorzuziehen? Im Grunde schon, denn der Verzicht auf tierische Lebensmittel bringt neben den positiven ökologischen, moralischen und sozialen Auswirkungen auch eine Reihe an gesundheitlichen Vorteilen mit sich, welchen wir in den kommenden Abschnitten näher auf den Grund gehen möchten.

In einem Punkt sind sich Wissenschaftler, Ernährungsforscher und Mediziner einig: Der Konsum von tierischen Nahrungsmitteln, sprich Fleisch, Fisch, Eier und Milchprodukte, ist maßgeblich für die Entstehung von sogenannten Zivilisationskrankheiten wie Herzerkrankungen, Diabetes Typ 2 und Übergewicht verantwortlich. Zudem verbessern sich beim Umstellen auf vegane

Ernährung die Cholesterinwerte im Blut. Der Grund hierfür ist der Verzicht auf Fette aus tierischen Quellen, die neben Cholesterin auch einen hohen Gehalt an ungesättigten Fettsäuren aufweisen. In diesem Sinne verringert die vegane Ernährung auch das Risiko von kardiovaskulären Erkrankungen, also Herz- und Gefäßkrankheiten wie dem Schlaganfall, Bluthochdruck und dem Herzinfarkt. Eine weitere positive Eigenschaft einer veganen Fastenvariante ist die bereits in einem vorhergehenden Kapitel angesprochene ausgleichende Wirkung auf den Säuren-Basen-Haushalt. Diätformen wie das sogenannte Basenfasten sehen eine Reduktion von säurebildenen, in erster Linie tierischen Lebensmitteln zugunsten von mineralstoffreichen und basenbildenden Lebensmitteln wie Obst, Gemüse, Kräutern und Kartoffeln vor.

Zusammenfassend kann festgehalten werden, dass veganes Fasten eine gute Ergänzung zum klassischen Intervallfasten darstellt, in dessen Essensphasen eine durchgehend gesunde Ernährung ohnehin von Vorteil ist. Ein zu hoher Konsum von Fleisch- und Wurstwaren sowie anderen Produkten tierischen Ursprungs wirkt vielen positiven gesundheitlichen Effekten des intermittierenden Fastens entgegen, während eine ausgewogene und bewusste vegane Ernährung die Ziele deines Intervallfastens zu verstärken verspricht. Das gängige Gegenargument, Veganismus führe zu einem Nährstoffmangel, kann in den meisten Punkten widerlegt werden. Während Protein aus rein pflanzlichen Lebensmitteln wie Hülsenfrüchten, Nüssen, Reis, Getreide und Kartoffeln gewonnen werden kann, lässt sich auch der Bedarf an anderen Nährstoffen wie Eisen und Zink problemlos auf vegane Weise decken. Einzig die Vitamine B12 und D sollten supplementiert, also bedarfsgerecht durch Nahrungsergänzungsmittel zugeführt werden. Der Mangel des beinahe ausschließlich in tierischen Nahrungsmitteln vorkommenden Vitamin B12 kann beispielsweise durch die Anreicherung von Lebensmitteln, medizinische Injektionen oder eine spezielle B12-Zahncreme kompensiert werden. Das Sonnenvitamin D gelangt in erster Linie nicht über die zugeführte Nahrung, sondern durch die Einstrahlung von Sonnenlicht auf die Haut in den Körper. In den Wintermonaten sollten daher sowohl Veganer als auch omnivore Menschen auf Vitamin D-Präparate zurückgreifen, um Problemen bei der Kalziumaufnahme und der Knochenbildung sowie Herz-Kreislauf-Problemen aus dem Weg zu gehen. Die herkömmlichen Präparate stammen jedoch meist aus dem Wollfett von Schafen, weshalb sich in der veganen Ernährungsweise pflanzliche Nahrungsergänzungsmittel, z.B. aus Flechten, anbieten. Werden diese Dinge beachtet und wird die vegane Ernährung allgemein ausgewogen praktiziert, stellt sie auf alle Fälle eine gesündere Alternative zur Mischkost dar.

Wie du bestimmt weißt, lohnt sich das Veganwerden nicht nur für deine Gesundheit, sondern auch für die Umwelt, das Klima, die Plantagenarbeiter in den Entwicklungsländern und natürlich für die Tiere selbst. Die Massentierhaltung ist für einen Großteil der weltweiten CO2-Emissionen verantwortlich, zudem werden im Zuge des Tierfutteranbaus auf Großplantagen große Teile des südamerikanischen Regenwaldes mitsamt allen darin befindlichen Lebensräumen von Fauna und Flora abgeholzt. Um den Anbau von riesigen Mengen an Soja als Grundlage für die Tierfutterproduktion so effektiv wie möglich zu gestalten, werden Erwachsene und Kinder in den Entwicklungsländern rigoros ausgebeutet. Nicht zuletzt sind auch die unwürdigen Zustände in den Massentierhaltungsbetrieben und die unglaublich schmerzhaften Erfahrungen der dort lebenden Tiere für viele Menschen ein Grund, um ihren Konsum tierischer Lebensmittel zumindest einmal zu überdenken. Die Bio-Produktion arbeitet übrigens unter ähnlichen, wenn auch nicht so extremen Bedingungen. Dennoch ist das Bild von glücklichen Weidetieren auf einem beschaulichen Bauernhof auch hier vielmehr die Ausnahme als die Regel.

Falls du dich für eine Umstellung deiner Ernährungsweise entscheidest, solltest du deinen Körper allerdings nicht überfordern, indem du gleichzeitig vegan wirst und mit dem Intervallfasten beginnst. Besser ist es, dich zunächst mit beiden Ernährungsformen vertraut zu machen und Informationen sowie Erfahrungen zu sammeln. Anschließend kannst du deine Intervallfasten-Diät schrittweise veganisieren. Keinesfalls musst du den Veganismus in seiner Reinform praktizieren, bereits eine leichte Verminderung der tierischen Produkte in deinem täglichen Leben trägt Früchte. Selbstverständlich funktioniert intermittierendes Fasten auch in Kombination mit einer konventionellen Ernährung, die ein durchschnittliches Maß an tierischen Produkten vorsieht, da der Begriff des Intervallfastens lediglich Aussagen über die zeitliche Gestaltung der Ernährung und nicht über die Art der Lebensmittel trifft.

Jo-Jo-Effekt - nein danke!

Der Jo-Jo-Effekt, also eine plötzliche Gewichtszunahme nach dem Absolvieren einer Diät, ist der wohl unerwünschteste Nebeneffekt einer Ernährungsumstellung. Gerade bei Diäten, die besonders schnelles Abnehmen durch Hungern garantieren, tritt das lästige Phänomen immer wieder auf. Der Jo-Jo-Effekt liegt darin begründet, dass der Körper, genauer gesagt der Stoffwechsel, bei einer länger andauernden Hungerperiode in eine Art Energiesparmodus umschaltet, in welchem er weniger Kalorien verbraucht. Dafür verantwortlich ist ein urzeitlicher Instinkt des menschlichen Körpers, welcher sich infolge des allgegenwärtigen Hungergefühls auf eine mögliche Hungersnot einstellt und beim Wiedereinsetzen der Nahrungsaufnahme prophylaktisch große Mengen an Energie in Form von Fettreserven einlagert, während Stoffwechsel und Fettverbrennung durch die stattfindende Ausschüttung des Stresshormons Cortisol gehemmt werden. Das führt dazu, dass die Erfolge einer Diät bereits innerhalb von kurzer Zeit zunichte gemacht werden können. Beim Intervallfasten ist diese Gefahr weniger realistisch, da sie die Menge an zugeführten Kalorien nicht explizit einschränkt, sondern lediglich das Timing der Nahrungsaufnahme festlegt. Darüber hinaus sind die Fastenperioden im intermittierenden Fasten von so geringer Dauer, dass der Körper nicht in den Energiesparmodus wechselt. Durch den Lebensstil des Urmenschen als Sammler und Jäger ist unser Körper ideal an die kurzen Phasen des Fastens angepasst. Intervallfasten ist, wie bereits zu Beginn des Buches erwähnt, keine klassische Abnehm-Diät, sondern ein dauerhaft praktizierbarer Ernährungsstil.

Um das Gewicht nach erfolgreichem Intervallfasten zu halten, muss jedoch auch die psychologische Seite berücksichtigt werden. Der gesunde und nährstoffreiche Ernährungsstil, welcher Teil der Essensphasen des intermittierenden Fastens ist, sollte nach dem Ende der Diät keinesfalls verworfen, sondern weiterhin praktiziert werden. Viele Menschen haben nach dem Erreichen ihrer Abnehmziele das Bedürfnis, sich mit hochkalorischem, kohlenhydratreichem und fettigem Essen zu belohnen. Das Zurückfallen in alte Gewohnheiten kann jedoch schnell nach hinten losgehen und den berüchtigten Jo-Jo-Effekt hervorrufen. In der Zeit nach dem Ende des Intervallfastens solltest du außerdem auf einen geringen Stresslevel und ausreichend Entspannung achten. Stress und Panik drosseln natürlicherweise die Körperfunktionen, zu denen auch die

Fettverbrennung zählt. Tägliche Meditationen und Yoga helfen dabei, die nötige Ruhe im Alltag zu finden und beugen damit dem Auftreten des Jo-Jo-Effekts vor. Auch Bewegung, Kraftsport und Workouts gelten als Präventivmaßnahmen vor der plötzlichen Gewichtszunahme.

Intermittierendes Fasten - Resümee und Bewertung

Was macht Teilzeitfasten besonders?

Intervallfasten stellt erwiesenermaßen eine schonende und effektive Abnehmmethode dar und ist somit eine gute Alternative zu allen gängigen Diätformen. Sie wählt einen anderen Ansatz als jede klassische Diät, in der auf unterschiedliche Weise die Kalorienzufuhr eingeschränkt wird. Wer bereits verschiedene Diäten ohne Erfolg ausprobiert und anschließend wieder abgebrochen hat, kann sein Glück eventuell mit dem Intervallfasten finden. Die Wirkung des Intervallfastens umfasst nicht nur das plumpe Abnehmen, sondern beinhaltet auch große Vorteile sowohl auf physiologisch-gesundheitlicher als auch auf psychologischer Ebene. Teilzeitfasten ist die günstigste und natürlichste aller Detox-Kuren und zeigt, dass das Entschlacken des Körpers ohne zusätzliche, von der Wellnessindustrie beworbene Wundermittel möglich ist. Statt in kostspielige Saft- und Teekuren, Pulver, Pillen und Pflaster zu investieren, machst du dir beim Intervallfasten die entgiftenden

Funktionen von Leber und Niere zunutze. Eine ausreichende Zufuhr von Mineralwasser hilft dem Körper dabei, angelagerte Giftstoffe auf natürliche Art und Weise auszuschwemmen. Ein weiterer klarer Vorteil des Intervallfastens ist die Möglichkeit, Fasten- und Essensphasen je nach Präferenz und Tagesablauf in das tägliche Leben zu integrieren. Die Zeitfenster der normalen Nahrungsaufnahme lassen zudem recht viel Freiraum zur eigenen Gestaltung und der in anderen Diäten gefürchtete Jo-Jo-Effekt stellt in der Regel kein großes Problem dar.

Unangenehme Nebenwirkungen und Kritik am Intervallfasten

Keine Ernährungsmethode bietet ausschließlich Vorteile, so kommt auch das Intervallfasten nicht ganz ohne kritische Worte weg. Ein Punkt, der vielen Anhängern des Intervallfastens nicht unbekannt sein könnte, sind die unangenehmen Begleiterscheinungen in der Anfangsphase, welche oftmals unter dem Begriff "Entgiftungskrise" zusammengefasst werden. Im Zuge der Umstellung des Körpers auf den neuen Ernährungsrhythmus kann es zu Müdigkeitserscheinungen,

Erschöpfung, Mundgeruch und weiteren Irritationen kommen. Zudem können negative Langzeitfolgen aufgrund des noch nicht weit fortgeschrittenen Forschungsstandes nicht ausgeschlossen werden, vom momentanen Standpunkt aus betrachtet werden schwerwiegende Folgen des dauerhaften Intervallfastens jedoch als unwahrscheinlich eingestuft.

Ein häufig von Kritikern hervorgebrachtes Argument gegen Methoden wie die Eat-Stop-Eat-Variante ist die in vielen Fällen nicht gegebene Balance zwischen den Extremen des völligen Verzichts und des maßlosen Konsums. Gerade stark übergewichtige Menschen verfallen bei Anbruch der Essensphase nicht selten in alte Gewohnheiten zurück, eine langfristige Veränderung der Essgewohnheiten und den gewählten Lebensmitteln steht oftmals nicht in Aussicht. Das notwendige dauerhafte Umdenken in diversen Ernährungsfragen wird nicht erreicht, da der zulässige Konsum in den Zeitfenstern des Essens in den meisten Intervallfasten-Diäten nicht definiert wird.

Darüber hinaus kann an den Intervallfasten-Varianten, die das Zeitfenster der Nahrungsaufnahme in Richtung des Abends verschieben, kritisiert werden, dass sie sich negativ auf den zirkadianen Rhythmus auswirken. Der zirkadiane Rhythmus beschreibt eine Art innere Uhr, die das Verhältnis zwischen Wachsein und Schlaf regelt. Demnach sind Mahlzeiten am späten Abend bzw. kurz vor dem Zubettgehen abträglich für das Abnehmziel sowie das allgemeine Wohlbefinden. In einem Experiment mit Mäusen konnte nachgewiesen werden, dass eine Fütterung, die im Einklang mit dem zirkadianen Rhythmus der Tiere steht, einen effektiveren Gewichtsverlust sowie eine gesteigerte Fitness zufolge hat als eine zeitlich beliebige Fütterung. Wenn man davon ausgeht, dass sich dieses Phänomen auch auf den menschlichen Organismus übertragen lässt, könnte eine Verschiebung des Essensfensters in die Abendstunden, welche in manchen Formen des Intervallfastens unumgänglich scheint, die gesundheitsfördernde Gesamtwirkung schmälern. Hierbei ist besonders die Warrior-Diät gemeint, aber auch in der 16:8 Methode kann dieses Problem auftreten.

Problematisch sind auch die falschen Erwartungen vieler Personen an das Teilzeitfasten. Die Gliederung in Essens- und Fastenzeiten an sich bewirkt allein nicht besonders viel, erst in Kombination mit einer bewussten, gesunden Ernährungsweise trägt das Konzept Früchte.

Intervallfasten ist kein Wundermittel, sehr wohl aber ein hervorragender Entwurf zur Gestaltung einer gesunden Ernährung, welcher viele Vorteile mit sich bringt.

Unser abschließendes Fazit zum Intervallfasten

Wir können das Intervallfasten auf alle Fälle jedem weiterempfehlen, der Abnehmen, seine Figur verbessern möchte und gleichzeitig seiner Gesundheit etwas Gutes tun möchte. In unseren Augen besitzt die Ernährungsform ein großes Potential, der Erfolg ist schlussendlich jedoch immer von der richtigen Ausführung abhängig. Selbstbetrug und eine inkonsequente Durchführung der gewählten Methode gefährden das Gesamtergebnis und führen meist zu schlechtem Gewissen, Enttäuschung und schließlich einem Abbruch der Diät. Unsere Intention beim Verfassen dieses Ratgebers war es, wertvolle Hintergrundinformationen sowie Einblicke in die Ernährungsweise des Intervallfastens zu vermitteln, die für eine zielgerichtete Umsetzung grundlegend sind. Die vielfältigen und vielversprechenden Wirkungen des Intervallfastens sollten genug Anlass bieten, die trendige Ernährungsweise einmal auszuprobieren.

Was du über Low Carb wissen musst!

Was ist Low Carb überhaupt?

Bevor wir mit den Details starten, werde ich dir einen kleinen Überblick geben, was Low Carb eigentlich ist und welche Idee dahintersteckt.

Low Carb bedeutet einfach nur "wenig Kohlenhydrate", also eine kohlenhydratarme beziehungsweise kohlenhydratreduzierte Ernährungsform. Dabei wird also keine Auskunft darüber gegeben, in welchem Verhältnis die Kohlenhydrate zu den anderen Bausteinen in unserer Ernährungspyramide stehen sollen. Wenn du dich durch die verschiedenen Bücher und Foren liest, wie ich es getan habe, kannst du aber Richtwerte ausmachen, die ich später auch noch im Detail angeben werde.

Ernährungsumstellung/-form oder Diät?

Grundsätzlich wird Low Carb als eine vollständige Ernährungsart gesehen und nicht als eine kurzfristige Diät. Was ist aber nun der Unterschied zwischen Diät und Ernährungsform? Ursprünglich bedeuten beide Wörter ein- und dasselbe. Im üblichen Sprachgebrauch geht die Bedeutung jedoch stark auseinander. Während bei dem Begriff Ernährungsform ein dauerhaftes Ernährungskonzept angenommen wird, meint man bei der Bezeichnung Diät eine kurzfristige Ernährungsart zu einem bestimmten Zweck. Wie zum Beispiel Schonkost, bis man wieder gesund ist oder eine spezielle Reduktionskost, bis man sein Wunschgewicht erreicht hat. Aufgrund dieser Unterscheidung möchte ich Low Carb hier nicht als Diät bezeichnen, da es sich um eine Ernährungsumstellung handelt, die im besten Fall dauerhaft - wenn auch abgeschwächt - weitergeführt wird.

Verwandte Diäten und Vorläufer

Vielleicht kommt dir ja der Name "Atkins-Diät" bekannt vor. Diese Ernährungsempfehlung war in den 1970er Jahren besonders beliebt - ebenfalls eine kohlenhydratreduzierte Diät, bei der gerade zu Beginn besonders wenige Kohlenhydrate erlaubt sind und auch im weiteren Verlauf immer vorgegeben wird, wieviele Kohlenhydrate konsumiert werden dürfen.

Aber schon lange davor, um 1860, trat die "Banting-Kur" auf, eine Diät, bei der nur Fleisch gegessen wurde. Natürlich ist diese Variante viel zu einseitig und wird aus heutiger Sicht und mit heutigem Wissensstand bestimmt nicht mehr empfohlen.

Auch von der "Dunkan-Diät" hast du vielleicht schon einmal gehört. Bei dieser Variante sollst du weitgehend auf Kohlenhydrate verzichten bei gleichzeitiger Fettreduktion. Auch die Auswahl an Gemüsesorten und Proteinlieferanten ist stark eingeschränkt.

Und dann gibt es da noch die ketogene Diät. Als Ketose wird ein Zustand des Stoffwechsels bezeichnet, der auch bei an mit Diabetes mellitus erkrankten

Menschen auftritt, die unzureichend behandelt werden. Zudem tritt er auch bei unterernährten Menschen auf. Es handelt sich also um einen nicht erwünschenswerten Zustand und darum möchte ich hier auch nicht näher darauf eingehen. Für mich hat sich mit dieser Beschreibung das Interesse an einer ketogenen Diät sofort erledigt. Obwohl Sie bei Menschen mit bestimmten Stoffwechselstörungen und anderen Krankheitsbildern über kurze oder längere Zeit und unter ärztlicher Beobachtung durchaus auch positive Effekte haben kann.

Natürlich gibt es noch weitere Varianten, die ich hier nicht alle einzeln anführen möchte.

Was ist bei Low Carb besonders wichtig?

Es gibt hier - wie bei fast jedem Thema - ein paar ungeschriebene goldene Regeln, die im Hinterkopf bleiben sollten. Hier sind die wichtigsten Auszüge daraus und ein paar meiner persönlichen Gedanken dazu:

Keine Geschmacksverstärker

Ein Punkt, der mir besonders gut gefällt: Es wird auf Geschmacksverstärker verzichtet. Die Lebensmittel selbst rücken wieder in den Mittelpunkt mit Ihrem Eigengeschmack. Mit Low Carb erlebst du also viel bewusster, was du isst, weil du dich mit deinem Ernährungsplan beschäftigst, mit den verwendeten Lebensmitteln und im Idealfall auch mit deren Herkunft. Regionale Produkte sind ganz klar immer zu bevorzugen. Es wird auch bei allen Infoseiten durchwegs betont, dass du dabei nicht hungern musst, da es hier nicht um den Verzicht von Nahrung geht, sondern lediglich um eine genauere Auswahl der Lebensmittel, die du isst.

No-Carb?

Schwarz-Weiß ist so gar nicht mein Fall, auch nicht bei der Ernährung. Gar keine Kohlenhydrate zu essen mag vielleicht bei der schnellen, drastischen Gewichtsreduktion helfen, aber ob das auf Dauer gesund ist, sei dahingestellt. Es leuchtet mir aber durchaus ein, dass es bei Lebensmitteln mit Kohlenhydraten große Qualitätsunterschiede gibt und dass ich mir ja die aussuchen kann, die für mich bekömmlicher und somit auch gesünder sind.

Kohlenhydrate machen dick. - Nicht unbedingt!

Grob gesagt ist "Kohlenhydrate" eine andere Bezeichnung für Zucker. Jetzt folgt ein bisschen Chemieunterricht. Aber keine Angst, es ist nur ein kleiner Auszug, der dir helfen soll, die Vorgänge in deinem Körper besser zu verstehen!

Es gibt unter den Kohlenhydraten vier Formen, wobei Einfach-, Zweifach und Mehrfachzucker die drei bekanntesten sind.

Einfachzucker bestehen aus nur einem einzigen Zuckermolekül und sind uns zum Beispiel als Trauben- oder Fruchtzucker bekannt. Mit Zweifachzucker ist hauptsächlich unser "richtiger Zucker" gemeint, der zum Süßen eingesetzt wird und auch als Industrie- oder Haushaltszucker bezeichnet wird. Diese bestehen aus zwei Einfachzuckermolekülen.

Mehrfachzucker bestehen aus mindestens zehn Einfachzuckermolekülen und werden als besonders wertvoll angesehen, da sie einerseits in Form von Stärke vorkommen und so eine große Rolle in der Energiegewinnung spielen, in Form von Dextrinen die Verdauung auf Trab bringen und andererseits als Ballaststoff auch die Verdauung unterstützen und einer Verstopfung entgegenwirken können.

Die vierte Kategorie, die Oligosaccharide mit drei bis neun Einfachzuckermolekülen, kommen hauptsächlich in Hülsenfrüchten wie Bohnen, Erbsen und Linsen vor und bewirken die allseits bekannten "Tönchen".

Infobox "Kohlenhydrate - Zuckerformen"

Einfachzucker/Monosaccharide: Trauben- oder Fruchtzucker

Zweifachzucker/Disaccharide: Haushalts- oder Industriezucker

Drei- bis Neunfachzucker: "Blähzucker" aus Hülsenfrüchten

Mehrfachzucker/Polysaccharide (ab 10): Ballaststoffe

Chemiedetail: Was ist ein Molekül?

Ganz grob gesagt und schnell erklärt: Wenn sich zwei oder mehr Atome zusammenschließen, entsteht ein Molekül (oder mehrere).

Chemiedetail: Was ist Kohlenstoff?

In der Gestaltung, Vielseitigkeit und Komplexität der geschaffenen Moleküle sind die Kohlenhydrate die Spitzenreiter. Neben Wasser ist er bei uns auf der Erde eines der wichtigsten Elemente, um Leben überhaupt zu ermöglichen. Selbst in großen Molekülen wie Proteinen (Eiweiß) sind es gerade die Kohlenstoffatome, die für Vielfalt sorgen. Fast alle Kohlenstoffverbindungen werden als organisch angesehen, wodurch dieser Zwei der Chemie auch als organische Chemie bezeichnet wird.

Die verschiedenen Zuckerarten werden vom Körper aufgespalten, sodass zum Schluss wieder nur Einfachzucker übrigbleiben, die er mit Hilfe des Hormons Insulin die Körperzellen befördert um sie dort zu verwerten. Dafür muss er aber "arbeiten". Das kenne wir ja schon vom Sport. Ein bisschen Anstrengung ist durchaus gesund! Wenn du nun viel Zucker auf einmal zu dir nimmst, wird auch mehr Insulin ausgeschüttet. Das sorgt unter anderem dafür, dass du auch bald wieder Hunger bekommst, weil der Insulinspiegel danach zu langsam abfällt. Wenn du wenig Zucker (wie oben beschrieben also auch Kohlenstoffe) zu dir nimmst, verwertet dein Körper die so genannten Ketone, die er aus deinen Fettreserven zieht.

Du kannst es dir auch so merken: Je länger die Zuckerkette ist, umso öfter muss sie dein Körper aufspalten. Manche lange Zuckerketten können schlicht auch gar nicht aufgespalten werden und sie durchlaufen den Körper ungenutzt, das sind die sogenannten Ballaststoffe, die aber sehr wichtig für den Transport sind.

Ist der Zucker nun schnell verfügbar wie bei Ein- und Zweifachzuckern, wird viel Insulin ausgeschüttet, da dein Körper die Blutzuckerkonzentration niedrig halten will. Wenn der Zucker weg ist, bleibt aber immer noch viel Insulin über, da die Insulinkonzentration nur langsam sinkt. Nun befindest du dich im Unterzucker. Der Körper hat also zu wenig Zucker im Blut und schreit "Hunger!". Langkettige Zuckerarten werden langsam aufgespalten und der Zucker wird so über einen längeren Zeitraum nach und nach im Blut freigegeben. Es wird nicht zu viel Insulin produziert und das Sättigungsgefühl bleibt für längere Zeit bestehen.

Warum sind wir so "süchtig" nach Zucker?

Dazu müssen wir ein bisschen in der Zeit zurückreisen. Unser Gehirn braucht Zucker, damit es richtig funktionieren kann. Vor einigen tausend Jahren konnten sich unsere Vorfahren aber nicht mal schnell eine Tafel Schokolade aus dem Supermarkt holen. Sie mussten ihren Zuckerbedarf also mit den verfügbaren Ressourcen abdecken. Vermutlich bezogen Sie die größten Zuckermengen aus verschiedenen Obst- und Gemüsesorten, die ja hauptsächlich sehr hochwertige Mehrfachzucker enthalten. Damit das Gehirn immer gut versorgt war und weil die Ressourcen ja rar gesät waren, hat es natürlich bei jeder Gelegenheit Bedarf angemeldet, auch wenn dieser eigentlich schon abgedeckt war. Das ist auch heute noch so. Nur unterscheidet unser Gehirn bei der Bedarfsmeldung nicht groß, welche Zuckerart es braucht. Es verlangt nach Süßem. Und was geben wir ihm? Zumeist leider nur Zweifachzucker.

Warum nehmen wir überhaupt so schnell zu und essen über den Hunger hinaus?

Auch dazu müssen wir wieder an unsere Vorfahren vor langer Zeit zurückdenken. Nahrung war nicht immer und überall verfügbar. Sie waren - sofern wir wissen - Jäger und Sammler bevor sie den Ackerbau entdeckt haben. Vermutlich haben sie sich hauptsächlich von Samen, Nüssen und Beeren ernährt. Manchmal hatten sie Glück und konnten ein Tier erlegen oder bekamen tierisches Eiweiß durch ein Tier, das von anderen Raubtieren erlegt wurde. In dem Fall haben sie natürlich gegessen, bis sie fast geplatzt sind. Der Körper hat alle Ressourcen, die nicht sofort gebraucht wurden eingelagert und so konnten sie in den nächsten Tagen und Wochen davon zehren. Die natürliche Selektion wird dann dafür gesorgt haben, dass die starken Esser in Zeiten des Überflusses eher überlebt haben als die schwachen Esser. In der der damaligen Zeit also eine großartige Eigenschaft, eine lebensnotwendige Eigenschaft sogar.

Welche Vorteile bringt Low Carb mit sich?

Ganz laienhaft gesagt sieht es so aus: Wenn du die Kohlenhydrate in deiner Ernährung auf die qualitativ hochwertigen Mehrfachzucker reduzierst und auch davon nur moderate Mengen zu dir nimmst, kann sie dein Körper schneller in Energie umsetzen und legt nicht nur keine neuen Fettreserven an sondern geht sogar dazu über, die bestehenden Fettreserven abzubauen. Auch der Insulinspiegel bleibt dadurch auf einem niedrigeren, konstanteren Level.

Damit diese Ernährungsweise funktioniert, ist es aber wichtig, dass du dich intensiv mit deinem Ernährungsplan und den verwendeten Lebensmitteln auseinandersetzt. Ein bisschen Vorarbeit ist dazu also nötig, aber du wirst sehen, wenn der erste Schritt mal getan ist, läuft es praktisch von selbst. Außerdem zeige ich dir ja, wie es geht und werde dir im Anhang auch noch einen Vorschlag für die ersten 28 Tage dazulegen, damit du sofort starten kannst. Aber auch, wenn du deinen Menüplan von Anfang an selbst gestalten möchtest, kannst du das mit diesem Buch problemlos umsetzen.

Bevor wir hier ans Eingemachte gehen, möchte ich aber noch darauf eingehen, warum wir so Schwierigkeiten mit unserem Gewicht und unserer Ernährung haben.

Warum die meisten Diäten scheitern

Überangebot an Nahrungsmitteln

Ich denke, dass eines der Hauptprobleme unserer Zeit das vorhandene Überangebot ist. Wir haben jederzeit zu allem Zugang, ob gesund oder ungesund. Dabei fällt auch sofort auf, dass die ungesunden Fertiggerichte oft günstiger sind als hochwertige Bioprodukte. Zudem sind sie ja schon fertig und müssen entweder gar nicht aufgewärmt werden, wenn ich sie warm kaufe (wie der Hot Dog am Würstchenstand) oder ich brauche Sie zu Hause nur für die angegebene Zeit ins Backrohr oder in die Mikrowelle zu stecken und spare dadurch Zeit. Auch unsere Lebensweise läuft immer schneller ab und so wollen wir Zeit sparen. Also: günstig, einfach und schnell.

Meinem Körper bekommt das aber nicht sonderlich. Ich merke den Unterschied sofort an meinem Energielevel.

Wenn ich mehr Fertiggerichte esse, sinkt meine Motivation und alles fühlt sich anstrengender an. Das führt natürlich zu einer Negativspirale, in der der ich wiederum Geld, Energie und Zeit sparen will und wieder auf- die Fertiggerichte zurückgreife.

Eintrainiertes Belohnungssystem aus der Erziehung

Als einen weiteren Grund vermute ich unser inneres Belohnungssystem. Wir sehen Naschereien - ob salzig oder süß - als Belohnung an. Wenn ich mich für eine Wochen "brav an die Diät halten" aber mit ungesundem und hochkalorischem Essen "belohne" kann das nicht zielführend sein. Bei den meisten Diäten muss man ja auf etwas verzichten, das man sich eigentlich gerne gönnt. Und es macht ja auch Spaß seine Liebsten und sich selbst zu verwöhnen. Es ist für viele bestimmt ein Gewöhnungsprozess. Und wo wir gerade bei den Gewohnheiten sind:

Gewohnheiten

Der Mensch ist nun mal ein "Gewohnheitstier". Wird eine Diät - vorwiegende zur Gewichtsreduktion - geplant, so ist zumeist ein festes Ziel damit verbunden. Wurde dieses Ziel erreicht, ist die Diät abgeschlossen und wir kehren dann gerne zu unseren alten Gewohnheiten zurück. Da ist es nicht verwunderlich, wenn die Kilos dann schnell wieder oben sind. Und mit den Hintergedanken: "Jetzt war ich eh so brav, ich habe mein Ziel erreicht. Jetzt kann ich mal ein bisschen über die Stränge schlagen!" rutschen dann auch noch ein paar Kilo mehr dazu. Jetzt mal ganz von den körperinternen Abläufen abgesehen.

Jojo-Effekt

Ich versuche wieder, es mit meinen Worten ganz laienhaft zu erklären: Eine Diät - vor allem eine Crashdiät, bei der ich laufend hungrig bin - stresst meinen Körper und meinen Geist ganz fürchterlich. In der Zeit läuft alles auf Notfallprogramm und sobald ich wieder mehr Ressourcen zur Verfügung stelle, will mein Körper alles horten, falls bald wieder so eine Hungersnot kommt. Er setzt also sofort Reserven an. Fettreserven. Hier spricht man dann auch vom Jojo-Effekt, bei dem nach der Diät mehr Übergewicht vorhanden ist als davor. Zudem verlangsamt er den Stoffwechsel und baut zuerst Muskeln ab, bevor er an die Fettreserven geht, weil diese einfach mehr Energie verbrauchen. Wenn du nun wieder in dein gewohntes Essverhalten zurückkehrst, dauert es eine Weile, bis der Stoffwechsel in die Gänge kommt und du setzt zusätzliche Fettpölsterchen an. Außerdem fehlt bei vielen Crashdiäten die ausreichende Zufuhr an Vitaminen und Mineralstoffen, ohne die unser Körper nicht richtig versorgt ist.

Darum merk dir eins: Diäten machen dick! Es ist wirklich so! Nur mit einer dauerhaften Ernährungsumstellung kannst du dein Gewicht halten. Das ist für deinen Körper nicht nur gesünder, du wirst auch mehr Kraft und Energie haben. Wichtig ist, dir andere "Belohnungen" auszusuchen als Süßigkeiten. Und natürlich "darfst" du hin und wieder naschen, aber es kommt auf die Menge, die Frequenz und die Art der Nascherei an!

Kohlenhydratarme Lebensmittel

Gehen wir nun ein bisschen ins Detail. Welche Lebensmittel sind denn kohlenhydratarm? Naschereien scheiden zum Großteil komplett aus. In den Süßigkeiten steckt meist Haushalts- bzw. Industriezucker mit sehr großen Prozentsätzen. Bei den salzigen Knabbereien findest du viel Billigfett und zudem viel zu viel Salz. Ich hab mir im Laufe der Zeit eine kleine Liste zurechtgebastelt, mit der ich eine gute Übersicht geben kann, welche Lebensmittel (in "normalen" Mengen) bei der Low-Carb-Ernährung bedenkenlos konsumiert werden können:

Obst und Gemüse:

Avocados, Zucchini, Rhabarber, Chicorée, Pastinake, Kokosnuss (reif), Sprossen (allgemein), Weißkohl, Wirsing, Tomaten (Paradeiser), Spinat, Spargel, Schwarzwurzeln, Sauerkraut, Rucola, Rotkohl (Rotkraut, ungesüßt), Rosenkohl (Kohlsprossen), Rettich, Kren, Radieschen, Radicchio, Porree, Paprika, Oliven, Mangold, Möhren (Karotten), Kopfsalat, Kohlrabi, Knollensellerie, Gurken, Grünkohl, Frühlingszwiebeln, Feldsalat, Endiviensalat, Eisbergsalat, Chinakohl, Brokkoli, grüne Bohnen (Fisolen), Auberginen (Melanzani),

Artischocken, Zitronen, Sanddornbeeren, Papayas, Moosbeeren, rote Johannisbeeren (Ribiseln), Himbeeren, Gewürzgurken, Ingwer, Kapern, Knoblauch, Kürbis, Mangold, Mandarine, Kiwi, Brombeeren, Erdbeeren, Blaubeeren (Heidelbeeren), Aprikose (Marille), Apfelsine (Orange), Apfel, Ananas, Clementine, Rudolfine, Grapefruit, Honigmelone, Kirsche, Mango, Pfirsich, Pflaumen (Zwetschgen), Quitten, Wassermelone, Stachelbeeren, Kokosflocken/Kokosraspel, Kokosmilch, Kokosnussmehl, Zitronen, Zitronensaft

Kräuter:

Alle Kräuter, vorzugsweise heimisch-regionale wie Schnittlauch, Kresse, Petersilie, usw.

Getreide:

Sojamehl, Sojakäse, Sojajoghurt, Sojamilch, Eiweißbrot, Haselnussmehl, Johannisbrotkernmehl, Mandelmehl, Lupinenmehl, Leinsamenmehl, Sojamehl, Walnussmehl, Haferkleie, Hanfmehl

Milchprodukte:

Ziegenkäse, Weichkäse allgemein, Tilsiter, Raclettekäse, Parmesan, Gruyère, Gorgonzola, Gouda, Butterkäse, Emmentaler, Edamer, Camembert, Brie,

Bergkäse, Mozzarella, Hüttenkäse, Feta, Quark (Topfen), Creme Fraiche, Saure Sahne (Sauerrahm), Schlagsahne (Schlagobers), Buttermilch, Sauermilch, Kefir, Mandelmilch (ungesüßt), griechischer Joghurt, Frischkäse, zuckerfreie Schokolade, Vollmilch, Schmelzkäse, Ziegenkäse

Wurst- und Fleischwaren, Fisch:

Speck, Schinken, Salami, Mortadella, Leberpastete, Leberwurst, Weißwurst, Kaninchen, Hirsch, Hase, Wild, Hack, Schweinefilet, Schweinshaxe, Roastbeef, Rindsbraten, Rinderfilet, Kalbsleber, Kalbsfilet, Kalbsbrust, Kalbshaxe, Lammbrust, Lammfilet, Lammkoteletts, Lammkeule, Putenkeule, Putenbrust, Chicken Wings, Hühnerbrust, Brathuhn, Gans, Ente, Fisch und Meerestiere (Süß- und Meerwasserfische), Aal, Bierwurst, Bratenaufschnitt, Fleischwurst, Gekochter Schinken, Jagdwurst, Truthahnbrust, Schwarzwälder Schinken, Salami, Mettwurst, Beef Tartare, Lachs Rollmops

Tierische und pflanzliche Fette:

Weizenkeimöl, Traubenkernöl, Walnussöl, Sojaöl, Sesamöl, Olivenöl, Leinöl, Schweineschmalz, Mayonnaise, Gänseschmalz, Butterschmalz, Butter, Kokosfett/-öl

Samen und Nüsse:

Pekannuss, Paranuss, Mandeln ganz und gehobelt (auch gehackt oder gemahlen), Mandelmehl, Walnuss, Macadamianuss, Cashewnuss, Erdnuss, Kakaopulver, Haselnüsse ganz und gemahlen, Kürbiskerne, Pinienkerne, Sonnenblumenkerne

Mohnsamen, Sesamsamen, Leinsamen ganz und geschrotet, Leinsamenmehl, Chiasamen, Flohsamenschalen

Sonstiges:

Eier, Steinpilze, Champignon, Pfifferlinge (Eierschwammerl), Austernpilze, Butterpilze, Birkenpilze, Apfel- und Weinessig, Gewürze, Zuckerersatz (wie Xylit)

Getränke:

Wasser, Tee (ungesüßt), Tomatensaft, Kaffee (ungesüßt), Kokosmilch, Kokoswasser, Tomatensaft

Was ist bei Low-Carb "verboten"?

Auf diese Nahrungsmittel solltest du weitgehend verzichten. Hin und wieder sind geringe Mengen davon aber sicher keine Katastrophe:

Softdrinks und andere zuckerhaltige Getränke, zuckerhaltige Süßspeisen, Honig, Hülsenfrüchte, Getreideprodukte und Nudeln aus Weizen, Reis und Haferflocken, manche Obst- und Gemüsearten.

Immer gilt: Qualität vor Quantität

Wenn du irgendwo von der 10/100-Regel hörst oder liest, dann sieh diese bitte als Meinung an, denn Fakt ist sie keiner. Die Regel soll besagen, dass auf 100g eines Lebensmittels nur 10g Kohlenhydrate kommen dürfen. Viele vergessen dabei aber, dass Low Carb ja einfach nur für "wenig/er Kohlenhydrate" steht und es dazu keine festgesetzten Angaben gibt. Wenn du in einem Rezept also die Kohlenhydrate an einer Stelle reduzierst - egal in welchem Ausmaß - ist es für dich schon Low Carb. Dadurch wird es aber nicht generell zum Low Carb Rezept, denn jeder hat eine andere Ausgangssituation.

Zudem kommt es, wie schon angesprochen, auch auf die Qualität der enthaltenen Kohlenstoffe an. Von Mehrfachzuckern kann ruhig etwas mehr enthalten sein. Einfach- und Zweifachzucker sollten hingegen möglichst weit reduziert, wenn nicht sogar komplett weggelassen werden. Zudem lassen Mehrfachzucker den

Insulinspiegel gleich gar nicht so hoch ansteigen wie einfachere Zuckerarten und auch die Relation der einzelnen Komponenten wie Eiweiß, Ballaststoffe und Fett hat eine Auswirkung darauf, wie der Körper sie aufspaltet und verwertet.

Hast du also nun ein Lebensmittel, das du als sehr gesund erachtest, da es besonders vitamin- und mineralstoffreich ist, dass aber einen relativ hohen Kohlenhydratanteil aufweist, musst du es nicht direkt aus deinem Ernährungsplan streichen. Viel wichtiger ist die durchschnittliche Tageszufuhr!

Jeder Mensch ist unterschiedlich. Der Stoffwechsel verläuft anders, der eine macht mehr Sport, der andere weniger. Einer möchte sich einfach gesünder und bewusster ernähren, der andere schnell abnehmen und dauerhaft gesund schlank bleiben. Somit sind auch die Ziele ganz unterschiedlich. Daher ist es schwierig, allgemeingültige Regeln aufzustellen wie Prozentsätze oder Grammangaben. Was jedoch immer und auf jeden Fall stimmt: Wenn du mehr zu dir nimmst, als dein Körper umsetzen kann, wirst du zunehmen!

Gibt es Regeln, die mir die Umsetzung der Low Carb-Ernährungsweise vereinfachen?

Ja, die gibt es. Diese Regeln tauchen bei allen Low Carb-Artikeln immer wieder auf und werden von mir hier informativ übernommen und weitergegeben:

1 Das Frühstück ist die wichtigste Mahlzeit des Tages

Ein besonders nährstoffreiches Frühstück ist nicht nur bei Low Carb empfehlenswert. In diesem Fall liegt der Schwerpunkt aber klar auf einer eiweiß- und ballaststoffreichen Ausrichtung. Statt dem Weißmehlbrötchen mit Butter und Konfitüre sollte man sich lieber dem Müsli mit frischem Obst und Joghurt zuwenden. Zudem können auch Superfoods wie Chiasamen eingesetzt werden. Diese quellen auf die 2,5-3fache Menge auf, füllen somit gut den Magen und sind voll mit Mineralstoffen. Ein äußerst sinnvoller Zusatz, wenn man dauerhaft das Körpergewicht reduzieren möchte ohne das Risiko einer Mangelernährung einzugehen.

2 Den ganzen Tag auf kohlenhydratarme Produkte achten

Der Kohlenhydratanteil sollte bei der Low Carb-Ernährung bei etwa 15-30% liegen. Vorwiegend sollen hochwertige Fette und vor allem Eiweiß aufgenommen werden. Statt Getreidenudeln können zum Beispiel Zucchini in Nudeln geschnitten werden (dafür gibt es eigene Geräte und auch Aufsätze für Küchenmaschinen) und diese als Ersatz verwendet werden.

3 Eiweißreiche Ernährung

Wie auch beim vorigen Punkt schon angesprochen: Eiweiß soll mit etwa 60% den Hauptanteil der Ernährung tragen. Eiweiß kann schnell in Energie umgesetzt werden und bildet keine Fettpölsterchen.

4 Mehr Fett als gewohnt

Ein ungewöhnlicher Punkt. Wurde uns doch jahrzehntelang eingeredet, dass alles Fett ungesund ist. Ja, wir dürfen Fett essen, sogar viel davon. Aber nicht jede Art von Fett. Die Qualität macht dabei den Unterschied. Idealerweise kommen mehrfach ungesättigte Fettsäuren zum Einsatz. Eine grobe Faustregel dazu: lieber pflanzliche als tierische Fette verwenden. Tierische Fette können wir zwar leichter umsetzen, da sie unseren körpereigenen Fetten sehr ähnlich sind. Aber der einfachste Weg ist bekanntlich nicht immer der beste. Ich denke da an Sport, der nur Auswirkungen auf den Körper hat, wenn wir uns dabei auch anstrengen.

5 Vitamine und Mineralstoffe dürfen nicht zu kurz kommen

Damit es nicht zu Mangelerscheinungen und negativen Langzeitschädigungen kommt, sollten ausreichend Mineralien und Vitamine in der Ernährung vorkommen. Darum ist es besonders wichtig, mehrmals am Tag Obst und vor allem Gemüse einzuplanen. Je bunter, umso besser, dann macht es auch optisch mehr Spaß! Wie oben angesprochen bin ich auch ein großer Fan von Chiasamen. Idealerweise werden Sie am Vorabend in Wasser oder Milch angesetzt und über nach im Kühlschrank aufbewahrt, damit sie aufquellen können. Dabei ist es wichtig, vor allem in der ersten Minute gut umzurühren. Am nächsten Tag sollen dann nicht mehr als drei Esslöffel davon verwendet werden.

6 Kohlenhydrate reduzieren und bewusst auswählen

Es wird empfohlen, die Kohlenhydrate in der Ernährung auf etwa 15-30% zu reduzieren und sich dabei auf die Mehrfachzucker zu fokussieren. Dadurch wird auch der Insulinspiegel weniger tangiert und führt so insgesamt zu einer gesünderen Lebensweise.

7 regelmäßige Essenszeiten

Lieber kleinere Portionen und dafür öfter essen, als hungern und sich dann planlos vollstopfen. Wer regelmäßig isst, verfällt auch nicht so leicht in Heißhungerphasen.

8 Trinken nicht vergessen

Nicht nur bei Diäten und Ernährungsberatungen wird eine ausreichende Flüssigkeitszufuhr empfohlen. Generell trinkt der Durchschnittsmensch zu wenig - vor allem zu wenig ungesüßte Getränke. Unser Körper besteht zum Großteil aus Wasser, daher ist es logisch, dass es in entsprechenden Mengen zugeführt werden sollte.

9 Kein Alkohol

Alkohol wirkt appetitanregend - ein No-Go für eine ausgewogene und gesunde Ernährung. Ein Gläschen in Ehren, um auf den Geburtstag anzustoßen ist nun sicher nicht absolut verboten, aber bitte nicht jeden Tag, nur ein kleines Gläschen und lieber Sekt als Cremelikör.

10 Über die Stränge schlagen

Immer wieder lese ich von dem so genannten "Cheat Day" - zu Deutsch der "Betrügertag", an dem auch mal das eine oder andere Auge zugedrückt wird. So ein Tag sollte einmal pro Woche eingeplant werden. Hier geht es aber nicht darum, sich sinnlos mit allem vollzustopfen, das man sich sonst nicht "gönnt", sondern darum, dem Körper zu zeigen, dass keine Hungersnot besteht und er nicht auf ein Notprogramm hinunterfährt. Bei einer ausgewogenen Ernährung ist dies eigentlich überhaupt nicht nötig, doch hin und wieder folgt man ja einer Einladung von Freunden. Vielleicht zu einem gemütlichen gemeinsamen Abendessen, bei dem es italienische Lasagne gibt. Ein Gericht, das eigentlich nicht in den Ernährungsplan passt. Zum Nachtisch gibt's dann vielleicht noch Mousse au Chocolat, weil die Gastgeber ihre Gäste besonders verwöhnen möchten. Einmal pro

Woche ist so etwas auf jeden Fall im Rahmen, sofern an besagtem Abend dann nicht von jedem Gang drei Portionen verdrückt werden. Die Menge macht das Gift, wie schon Paracelsus sagte. Ich würde das jetzt aber nicht als einen Tag pro Woche einplanen. Wenn es vorkommt, ist es in Ordnung, aber wenn ich die Möglichkeit habe, mich weiterhin wie gewohnt zu ernähren, werde ich nicht mit Absicht einen Tag einbauen, an dem im nur ungesunde Lebensmittel in mich hineinstopfe. Das ist nur eine schlechte Angewohnheit und hat in einer ganzheitlichen Ernährung eigentlich gar nichts zu suchen. Außerdem gibt es auch für Schokomousse und andere leckere Gerichte gesunde Alternativen, wie du im Rezeptteil des Ernährungsplanes feststellen wirst.

Ich möchte hier noch eine Regel 11 hinzufügen:

Zu einer gesamtheitlichen, gesunden Lebensweise gehört es auch dazu, regelmäßig Sport zu treiben. Wir verbringen viel zu viel Zeit im Sitzen: auf dem Weg zur Arbeit im Auto oder den öffentlichen Verkehrsmitteln, im Büro vor dem Computer und auch zu Hause auf der Couch. Wenn dich einfach gar keine Sportart begeistern kann oder du unregelmäßige Arbeitszeiten hast und so keinen fixen Kurs besuchen kannst, ist der erste Schritt damit getan, täglich eine Station der U- oder

Straßenbahn zu Fuß zu gehen, die Stiegen dem Lift gegenüber zu bevorzugen und viele andere kleine Änderungen, die gerne zu festen Gewohnheiten werden dürfen. Das fördert nicht nur deine Bewegungsfähigkeit, sondern auch deinen Stoffwechsel und wer weiß, welche neuen Bekanntschaften du machen wirst, wenn du deinen Arbeitsweg ein bisschen abänderst.

Low Carb Rezepte

Da die Nachfrage nach günstigen Varianten und Rezepten ohne Fisch in den einschlägigen Foren und Gruppen laufend steigt, habe ich mich bemüht, diese Punkte bei der Erstellung dieses Rezeptes bestmöglich umzusetzen. Gerade bei den günstigen Rezepten war es nicht einfach und teilweise auch schlicht nicht im Rahmen des Möglichen. Hochwertige Produkte kosten leider zumeist auch etwas mehr. Andererseits sollten wir uns mal überlegen, was wir denn so für Süßigkeiten berappen. Wenn wir uns da den Kilopreis ansehen werden die Kosten für zum Beispiel eine Avocado wieder relativ günstig. Und hier geht's ja um unsere Gesundheit, die uns mit hochwertiger Ernährung erfahrungsgemäß viel länger erhalten bleibt und ein Vielfaches an Medikations- und Therapiekosten ersparen wird. Nur mal so zum Nachdenken...

In der Low Carb Community kommt natürlich auch immer wieder die Frage auf, ob diese Ernährungsweise auch für Veganer auf einer gesunden Basis möglich ist. Diese Frage ist nicht leicht zu beantworten. Jemand, der vegan lebt, hat sich im Idealfall schon lange vor dieser Entscheidung intensiv mit Ernährungslehre auseinandergesetzt und ist daher bestimmt ein weit besserer Ansprechpartner als ich. Rezepte, die vegan sind, habe ich natürlich als solche gekennzeichnet, aber ob es empfehlenswert ist, Low Carb auf veganer Ebene umzusetzen kann ich nicht sagen.

Bei der Erstellung meiner Rezepte habe ich einige Bücher zu Rate gezogen, unter anderem auch das Low Carb Kompendium, in dem ich auf Seite 30 eine eigene Low-Carb High-Quality Pyramide gefunden habe. Diese sieht wie folgt aus:

0% künstliche Süßstoffe, raffinierter Zucker und Agavendicksaft. Zudem keine Fertiggerichte und Fruchtsäfte. Getreide und Getreideprodukte scheiden ebenfalls aus.

5% Hülsenfrüchte, (Süß-)Kartoffeln, Pseudogetreide, Südfrüchte und Obst mit mehr Fruchtzucker

15% Nüsse, Samen, Zitrusfrüchte und Beerenobst

30% Fisch, Fleisch, Geflügel, Eier, Milchprodukte

50% Öle und Fette, stärkefreies Gemüse, zuckerfreier Tee und andere zuckerfreie Getränke und natürlich Wasser.

Das alles sind natürlich nur Richtwerte und müssen nicht strikt eingehalten werden. Diese Pyramide liefert aber eine schöne Übersicht und hilft so bei einer raschen Zuordnung der einzelnen Lebensmittel. Eines ist beim Anblick der Pyramide jedenfalls sofort klar: Low-Carb High-Quality fällt unter die Ernährungsform der ausgewogenen Mischkost.

Nuss-Kern-Müsli (550)

Zutaten

- 1 Hand voll Beeren
- 20g gehackte Mandeln
- 20g gehackte Walnüsse
- 2 EL Leinsamen
- 1 TL Kokosflocken
- 100g Magerquark (Magertopfen)
- 15ml Vollmilch
- 1 TL Kakaopulver, ungesüßt

Zubereitung

Mandeln, Walnüsse, Leinsamen und Kokosflocken in die Müslischale geben.

Vollmilch mit Magerquark verrühren, zusammen mit dem Obst in der Schale verrühren.

Mit Kakaopulver garnieren.

Gefüllte Eier (320)

Zutaten

- 2 große Eier
- eine Hand voll frische Kräuter, gehackt
- 1TL englischer Spezialsenf
- Salz, Pfeffer
- Deko nach Wunsch: Kapern, Olivenringe und ähnliches

Zubereitung

1. Eier hart kochen, auskühlen lassen, schälen und halbieren.
2. Eidotter in einer Schüssel zerdrücken.
3. Restliche Zutaten zu den Dottern geben und alles vermischen.
4. Die Eiweißhälften mit der Masse füllen (Spritzbeutel).
5. Deko dazugeben. Die Kapern können alternativ auch direkt in die Dottermasse gepresst werden (Knoblauchpresse).

Omelette pikant (450)

Zutaten

- 3 Eier
- 1 große Tomate, in Scheiben
- 1 Mozzarella, in Scheiben
- 20ml Schlagsahne
- 10g geriebener Parmesan
- Frische Kräuter, Salz, Pfeffer

Zubereitung

1. Eier mit Schlagsahne und Gewürzen verrühren und in eine Pfanne geben.
2. Tomaten- und Mozarellascheiben darauflegen.
3. Alles bei geringer Hitze zugedeckt braten lassen, bis das Ei gestockt ist.
4. Vor dem Servieren mit Parmesan und Kräutern bestreuen.

Avocado-Beeren-Creme (280) – vegetarisch

Zutaten

- 80g griechischer Joghurt
- 1/2 Avocado
- 1TL Xylit (Birkenzucker)
- 40g frische Beeren
- 7g Chia-Samen
- 5g grob gehackte Walnüsse

Zubereitung

1. Ein paar schöne Beeren zur Deko zur Seite legen.
2. Die Hälfte vom Joghurt mit der halben Avocado und dem Birkenzucker zu einer homogenen Masse pürieren.
3. Die Beeren mit dem restlichen Joghurt und den Chiasamen ebenfalls pürieren.
4. Dann beide Massen abwechselnd schichtweise in ein Glas geben.
5. Kühl stellen.
6. Mit den Deko-Beeren garnieren und mit den Walnüssen bestreuen.

Beeren-Avocado-Creme (450) - vegetarisch

Zutaten

- 125g Quark
- 1 Avocado
- 1EL Leinöl
- eine Handvoll frische Heidelbeeren
- 1EL Xylit
- 10g Zartbitterschokolade

Zubereitung

1. Ein paar schöne Heidelbeeren für die Deko weglegen.
2. Die restlichen Heidelbeeren mit dem Quark, der Avocado, dem Öl und dem Birkenzucker pürieren.
3. In eine Frühstücksschüssel geben und mit den Beeren dekorieren.

Porridge (220) – vegetarisch

Zutaten

- 350ml Kokos- oder Kuhmilch
- 50g grobe Haferflocken
- 1 Prise Zimt
- 1 TL Xylit

Zubereitung

1. Haferflocken in der Milch aufkochen und dann auf kleiner Flamme etwa 3min köcheln lassen.
2. Zimt, Zucker und eventuell frische Beeren einrühren.
3. Mit Zimt garnieren.

Granatapfelshake (250) - VEGAN

Zutaten

- 1 Granatapfel
- ½ Apfel
- 1 TL Xylit (Birkenzucker)
- 50ml Kokosmilch

Zubereitung

1. Das Fruchtfleisch des Granatapfels pürieren und passieren.
2. Mit den restlichen Zutaten nochmal mixen und mit Strohhalm servieren.

Scrambled Avo Eggs (450) - vegetarisch

Zutaten

- 2EL Olivenöl
- 120g Cocktailtomaten, halbiert
- 2 Eier
- Salz, Pfeffer
- 30g Feta
- 30g Avocado

Zubereitung

1. Tomaten im Öl kurz anbraten.
2. Hitze reduzieren.
3. Eier verquirlen und in die Pfanne dazugeben.
4. Gelegentlich rühren.
5. Feta und Avocado würfelig schneiden.
6. Feta in die Pfanne geben und noch etwa 1min unter rühren weiter braten lassen.
7. Mit Salz und Pfeffer abschmecken.
8. Vor dem Servieren noch die Avocadowürfel unterheben.

Roter Orangensalat (etwa 320 kcal) - vegetarisch

Zutaten

- 200g Rote Bete, geschält, in Scheiben
- 70g Orangenscheiben (Schale großzügig wegschneiden), in Scheiben
- 30g Feta
- etwas Minze, grob gehackt
- etwas Zitronensaft
- Salz, Pfeffer
- frische Kräuter

Zubereitung

1. Bete abwechselnd mit den Orangenscheiben anrichten.
2. Feta von Hand darüberbröseln.
3. Minze darüberstreuen.
4. Mit Salz und Pfeffer abschmecken.
5. Zitronensaft als Marinade daraufträufeln.

Ingwershake (etwa 150 kcal) - vegetarisch

Zutaten

- 30g Blattspinat
- 2 EL Joghurt
- ½ TL Ingwer, gerieben
- ½ kleine Banane
- ¼ Avocado
- 1 TL Xylit
- ca. 100ml Wasser

Zubereitung

1. Spinat abwaschen und vorsichtig ausdrücken.
2. Alle Zutaten im Standmixer vermengen, das Wasser nach Konsistenz bemessen.
3. Mit Xylit abschmecken.

Obstsalat exotisch (etwa 140 kcal) - VEGAN

Zutaten

- 100g gemischter Salat
- ½ Mango, würfelig
- ½ Granatapfel
- 1 kleine rote Zwiebel, in Ringen
- 3 Cocktailtomaten, halbiert
- 1 Stiel Koriander, fein gehackt
- etwas Dill, fein gehackt
- Zitronensaft
- Olivenöl
- Xylit
- Salz
- Pfeffer

Zubereitung

1. Salat in eine kleine Schüssel geben und mit dem Obst und Gemüse bedecken.
2. Für die Marinade alle restlichen Zutaten verrühren und abschmecken, dann über den Salat geben.

Rührei (170) - vegetarisch

Zutaten

- 2 Eier
- etwas Milch
- Salz
- 1 Cocktailtomate
- frische Kräuter

Zubereitung

1. Eier aufschlagen und mit Milch und etwas Salz verquirlen.
2. In der Pfanne bei mittlerer Hitze stocken lassen, gelegentlich umrühren.
3. Etwas zur Seite schieben und die halbierte Cocktailtomate mit den Schnittflächen nach unten etwa 1min anbraten.
4. Mit frischen Kräutern und der Cocktailtomate auf einem Teller anrichten.

Spargelfrühstück (etwa 140 kcal) - vegetarisch

Zutaten

- 100g grüner Spargel
- 1 Ei
- etwas Kresse
- 1 TL Butter
- Muskat, Salz, Pfeffer

Zubereitung

1. Spargel bündeln, mit etwas Zucker und Butter im Salzwasser etwa 10min kochen lassen.
2. Spiegelei in etwas Öl herausbraten.
3. Spargel auf dem Teller anrichten, Spiegelei darauf drapieren.
4. Mit Kresse garnieren.

Indische Karottensuppe (360) - vegetarisch

Zutaten

- 250g Karotten, in Scheiben geschnitten
- 300ml Gemüsesuppe
- 200ml Kokosmilch
- 5g Ingwer, ohne Schale, fein gehackt
- 1 Msp Currypulver
- 1 Knoblauchzehe
- 1 kleine Zwiebel, würfelig geschnitten
- etwas Öl
- Salz, Pfeffer

Zubereitung

1. Zwiebel glasig anbraten, Karotten dazugeben und 5min mitbraten.
2. Mit Gemüsesuppe aufgießen und weiterkochen lassen.
3. Kokosmilch hinzugeben und mit den Gewürzen und dem Ingwer abschmecken.
4. Auf kleiner Flamme noch etwa 15min weiterköcheln lassen.
5. Vor dem Anrichten pürieren.

Caprese-Huhn (530)

Zutaten

- 1 Hühnerfilet
- 150g Kirschtomaten, halbiert
- ½ Büffelmozzarella, in Scheiben geschnitten
- 1 EL Olivenöl
- Basilikum, frisch
- Salz, Pfeffer

Zubereitung

1. Ofen auf 170°C vorheizen.
2. Hühnerfilet schräg ein schneiden und in eine Auflaufform legen.
3. In die Schnitte des Fleisches jeweils Tomaten und Mozzarella legen.
4. Falls noch Tomaten übrig sind, daneben in die Form legen und mitbacken.
5. Mit Olivenöl beträufeln und mit Salz und Pfeffer würzen.
6. Etwa 30min backen.
7. Auf einem Teller anrichten und mit frischem Basilikum dekorieren.

Zwiebelringe (600)

Zutaten

- ½ Zwiebel, in dicke Ringe geschnitten
- 50g Jausenspeck-Scheiben
- 100g Rinderhack
- 10g Gouda, gerieben
- 1 Msp Senf
- 1 kleines Ei
- 30g Parmesan
- Salz, Pfeffer

Zubereitung

1. Ofen auf 180°C vorheizen.
2. Die 3 größten Zwiebelringe herausnehmen.
3. Die restlichen Ringe kleinschneiden.
4. Die drei Ringe mit Bacon umwickeln.
5. Hack, Zwiebelwürfeln und Gouda vermischen und mit den Gewürzen und dem Senf vermengen/abschmecken.
6. Zwiebelringe mit der Mischung füllen (zwischen den Specklagen).
7. Eier versprudeln und die Speckringe erst ins Ei, dann in den Parmesan drücken.
8. Auf Backpapier mit dem Blech in den Ofen geben und etwa 30min backen.
9. Die Ringe können mit oder ohne Beilage warm oder kalt gegessen werden.

Avocado/Mango-Makis (220)

Zutaten

- ¼ Avocado
- ¼ Mango
- 100g Reis
- 1 TL Sushi-Essig
- ½ Noriblatt
- Etwas Wasabipaste
- Salz

Zubereitung

1. Reis kochen und mit Sushi-Essig und Salz abschmecken. Auskühlen lassen.
2. Das halbe Noriblatt dünn mit Reis bestreichen.
3. Avocado und Mango auslösen und längs vierteln, in lange Streifen schneiden.
4. Avocado- und Mangostifte auf den Reis legen, nach Wunsch mit Wasabipaste würzen und einrollen.
5. In etwa 6 Stücke schneiden.

Falscher Käsehase (500)

ACHTUNG! Rezept ist für 8 Portionen!

Zutaten

- 1200g Rinderhack
- 3 Eier
- etwas Senf
- 1 TL Paprikapulver
- Edelsüß
- Salz, Pfeffer
- 150g Schmelzkäse

Zubereitung

1. Ofen auf 170°C Heißluft vorheizen.
2. In einer großen Schüssel Rinderhack, Eier, Senf, Paprikapulver und Gewürze vermischen.
3. Die Masse auf Backpapier gleichmäßig verteilen, den Käse auflegen und einrollen.
4. Die Enden zudrücken, sodass der Käse eingeschlossen ist.
5. Etwa 60min backen.

Gefüllte Gurkenhälften (210) – vegetarisch

Zutaten

- 2 kleine Salatgurken, längs halbiert
- 100g Hüttenkäse
- 20g geriebener Hartkäse
- 50g Cocktailtomaten, geviertelt
- Salz Pfeffer
- frische Kräuter

Zubereitung

1. Hüttenkäse mit geriebenem Käse vermengen und auf die Gurken verteilen.
2. Die Tomaten darauflegen.
3. Würzen und mit Basilikum dekorieren.

Kalbsschnitzel mit Gurkensalat (320)

Zutaten

- 150g Kalbsschnitzel
- 1 EL Ajvar
- 50g geriebener Hartkäse
- 1 kleine Salatgurke, in Scheiben geschnitten
- 1 Knoblauchzehe
- Essig
- Öl
- Xylit

Zubereitung

1. Ofen auf 180°C Heißluft vorheizen.
2. Auflaufform aus Silikon verwenden oder mit Backpapier auslegen.
3. Schnitzel beidseitig pfeffern und beidseitig scharf anbraten.
4. In die Auflaufform geben.
5. Mit Ajvar bestreichen und Käse darüberstreuen.
6. Etwa 12min backen.
7. Essig, Öl, Salz, Pfeffer und Xylit eine Marinade anrühren.
8. Gurke dazugeben.

Zucchinisuppe (220) – vegetarisch

Zutaten

- ½ Zucchini, geschält, würfelig geschnitten
- ¼ Becher Creme Fraiche
- 10g geriebener Gouda
- Salz, Pfeffer
- 500ml Gemüsesuppe

Zubereitung

1. Zucchini etwa 10min kochen und pürieren.
2. Creme Fraiche mit dem Käse in die Suppe geben, die Zucchini dazugeben, mit den Gewürzen abschmecken und pürieren.
3. Etwa 10min auf kleiner Stufe kochen lassen.
4. Im Suppenteller mit frischen, gehackten Kräutern garniert servieren.

Melanzani-Kekse (480) - vegetarisch

Zutaten

- ½ Melanzani/Aubergine
- 1 kleine Zwiebel
- 40g griechischer Joghurt
- 1 EL Olivenöl
- 100g Feta
- 3 getrocknete Tomaten
- italienische Trockenkräuter
- Salz, Pfeffer

Zubereitung

1. Ofen auf 180°C vorheizen.
2. Melanzani in 0,5cm-Scheiben schneiden und ca. 20min vorbacken.
3. Zwiebel fein schneiden und glasig rösten.
4. Feta zerbröseln und die Tomaten fein schneiden.
5. Joghurt mit Zwiebeln, Tomatenstücken, Kräutern und Feta vermischen.
6. Mit Salz und Pfeffer würzen.
7. Jeweils auf eine Melanzani-Scheibe Creme aufstreichen und eine weitere darauflegen, damit sie wie Kekse aussehen.

Avocadosuppe (300) – vegetarisch

Zutaten

- 1/4ltr Gemüsesuppe
- 1 EL Butter
- 1 EL Mehl
- ¼ Avokado
- 40g Sauerrahm
- Salz

Zubereitung

1. Butter schmelzen und Mehl darin anrösten, mit der Suppe ablöschen und mit Salz abschmecken.
2. Etwa 10min auf kleiner Stufe köcheln lassen.
3. Avocado mit einer Gabel zerdrücken und mit dem Sauerrahm gut in die Suppe einrühren.

Gnocchi mit Tomatensauce (270) – vegetarisch

Zutaten

- 120g Magerquark
- 3 Eier
- 2 EL Guarkernmehl
- 1 kleine Zwiebel
- 1 Knoblauchzehe
- 1 Lauchstange
- frisches Basilikum
- 100g Cocktailtomaten
- 15g Parmesan
- 1 TL Olivenöl
- Salz, Pfeffer
- italienische Trockenkräuter

Zubereitung

1. Quark mit Eiern in einer Schüssel verrühren, Mehl dazugeben, würzen und eine Viertelstunde stehenlassen.
2. Lauch und Basilikum hacken.
3. Zwiebel würfelig schneiden.
4. Knoblauch fein hacken.
5. Tomaten teilen.
6. Zwiebeln in einer Pfanne mit Öl glasig anbraten, mit Lauch noch weiterbraten.
7. Tomaten dazugeben und auf kleiner Stufe ca. 10min köcheln lassen.
8. Mit Knoblauch, Salz und Pfeffer würzen.
9. Kräuter unterrühren.
10. Einen großen Topf mit Salzwasser aufkochen.
11. Aus dem Teig mit einem kleinen Löffel eiförmige Nockerl formen und mit der Gabel von einer Seite flachdrücken.
12. Gnocchi vorsichtig ins Wasser geben und die oben schwimmenden abschöpfen.
13. Mit der Tomatensauce vermischen und auf einem tiefen Teller anrichten.
14. Mit Parmesan bestreuen.

Avocado-Wrap (430) – vegetarisch

Zutaten

- 2 Eier
- 20ml Milch
- 60g Hüttenkäse
- ½ Avocado
- frische Kräuter
- 1 TL Zitronensaft
- 1 TL Öl
- Salz, Pfeffer

Zubereitung

1. Kräuter hacken und mit Salz, Pfeffer, Eiern und Milch verquirlen.
2. Masse in der Pfanne anbraten und stocken lassen.
3. Käse mit Zitronensaft, Salz und Pfeffer abschmecken und daraufgeben.
4. Vorsichtig einrollen, halbieren und mit frischen Kräutern anrichten.

Kohlsprossen (370)

Zutaten

- 200g Rosenkohl
- 25g Speck, gewürfelt
- 120ml Milch
- 20g Parmesan
- 1 TL Butter
- 1 TL Sonnenblumenmehl
- Salz, Pfeffer

Zubereitung

1. Ofen auf 200°C Ober- und Unterhitze vorheizen.
2. Rosenkohl 10min im Salzwasser kochen und abgießen.
3. In eine Auflaufform geben.
4. Speck bei mittlerer Hitze in Butter anbraten und herausnehmen.
5. Mehl im Bratfett anschwitzen, mit Milch ablöschen und ein paar Minuten unter Rühren köcheln lassen.
6. Mit Salz und Pfeffer abschmecken.
7. Alles über den Rosenkohl geben und mit Parmesan bestreuen.
8. Etwa 10min backen.

Karottentopf (530)

Zutaten

- 2EL Olivenöl
- 1 Zwiebel, feinwürfelig geschnitten
- 130g Rinderhack mager
- 1 Tasse Suppengrün
- 2 Fleischtomaten
- italienische Trockengewürze
- frische Kräuter
- ½ Feta

Zubereitung

1. Zwiebel im Öl glasig werden lassen.
2. Das Fleisch hinzugeben und durchrösten.
3. Gemüse putzen und kleinschneiden.
4. Gemüse und die würfelig geschnittenen Tomaten sowie die Trockenkräuter hinzufügen und zugedeckt auf kleiner Flamme etwa 20-30min köcheln lassen, gelegentlich umrühren.
5. Feta würfelig schneiden und einrühren, mit frischen Kräutern bestreuen.

Gefüllte Tomate (140) – vegetarisch

Zutaten

- 1 Fleischtomate
- 10g grüne Oliven
- 1 Radieschen
- 20g Ricotta
- 20g Frischkäse
- frischer Basilikum
- frische Kresse
- Muskatnuss
- Salz, Pfeffer

Zubereitung

1. Tomatendeckel aufschneiden und Frucht aushöhlen.
2. Radieschen kleinwürfelig schneiden.
3. Oliven und Basilikum fein hacken.
4. Ricotta und Frischkäse mit dem Fruchtfleisch in einer Schüsselverrühren.
5. Geschnittenen Zutaten hinzufügen und mit Salz, Pfeffer und Muskatnuss würzen.
6. Masse in die Tomate füllen und mit etwas Kresse garnieren.

Chia-Schokopudding (300) – vegetarisch

Zutaten

- 15g Chiasamen
- 1TL Xylit
- 70ml Kokosmilch
- 70g Joghurt
- 10g Kakaopulver

Zubereitung

1. Die Chiasamen und den Zucker mit Kokosmilch, Joghurt und Kakaopulver cremig mixen.
2. Mindestens 1 Minute rühren.
3. 10min stehenlassen und dann nochmal durchmixen oder pürieren.
4. Mit Xylit und Backkakao abschmecken und in eine Schüssel geben.
5. Mit ein paar Schokoksplittern oder geriebenen Nüssen bestreuen.

Gemüsepommes (450) – vegetarisch

Zutaten

- 1 roter Paprika
- 1EL Olivenöl
- 1 Kohlrabi
- 1 TL Paprikapulver
- 1 gest. TL Curry
- Salz, Pfeffer

Zubereitung

1. Backrohr auf 180°C Heißluft vorheizen.
2. Kohlrabi schälen und in kleine Stiftchen schneiden, sodass sie wie Pommes aussehen.
3. Den Paprika in Streifen schneiden und mit Öl, Sz und Pf würzen.
4. Die Kohlrabipommes abtupfen und mit dem Öl benetzen.
5. Paprikapulver, Curry und Pfeffer abmischen und über die Pommes geben, gut vermengen.
6. Pommes und Paprika auf einem mit Backpapier ausgelegten Blech auflegen und etwa 20min backen.
7. Dann wenden und gegebenenfalls den Grill dazuschalten.
8. Nochmal etwa 20min weiterbacken.
9. Die fertigen Pommes salzen und mit Ketchup anrichten.

Chia-Kokos-Pudding (350) – vegetarisch

Zutaten

- 15g Chia-Samen
- 1/2 Becher Naturjoghurt
- 30ml Kokosmilch
- 1 TL Xylit
- 60g Quark
- 10g Kokosraspel
- 10ml Schlagsahne

Zubereitung

1. Joghurt und Kokosmilch verrühren, die Chiasamen hinzufügen und etwa 10min quellen lassen.
2. Während der ersten Minute öfter umrühren.
3. Quark, Xylit und Kokosraspel einmixen.
4. Schlagsahne löffelweise einrühren (Konsistenz nach Wunsch).
5. In ein Glas füllen, mit frischen Beeren dekorieren.

Prosciutto mit Birne (390)

Zutaten

- 3 Scheiben Prosciutto
- 15g Parmesan
- ½ Birne
- frische Kräuter
- Zitronensaft
- Xylit
- Olivenöl
- Salz, Pfeffer

Zubereitung

1. Für die Marinade Kräuter, Zucker, Zitronensaft, Öl und Salz in einer Schüssel mischen.
2. Birnenhälfte in sehr dünne Scheiben schneiden und mit der Marinade benetzen.
3. Birnen mit Schinken anrichten, mit Parmesan und Kräutern garnieren.

Apfel-Zimt-Creme (320) – VEGAN

ACHTUNG! Rezept für 4 Portionen!

Zutaten

- 1 kg Äpfel
- 1 EL Xylit
- 1 EL Zimt
- etwas Zitrone
- ½ Tasse Mandelsplitter
- ½ Tasse Walnüsse gehackt

Zubereitung

1. Apfel mit Schale grob reiben.
2. Mit Zuckerwasser in einen Topf geben und kochen.
3. Die anderen Zutaten nach und nach beigeben.
4. Abkühlen lassen, in Gläser füllen und mit Nüssen dekorieren.

Salatröllchen (98)

Zutaten

- 1 großes Blatt Eisbergsalat
- 50g Magerschinken
- 1 Jausenpaprika
- 1 EL Joghurt
- frische Kräuter
- 1 Lauchstange
- Salz, Pfeffer

Zubereitung

1. Joghurt und Kräuter mit Salz und Pfeffer vermischen.
2. Paprika würfelig schneiden.
3. Lauchstange in kleine Ringe schneiden.
4. Salat mit etwas Joghurt bestreichen, Schinken auflegen, Paprika und Zwiebel dazulegen und mit etwas Druck zusammenrollen.
5. Mit einem Zahnstocher fixieren.
6. Zum Servieren in kleinere Röllchen schneiden und mit Zahnstochern fixieren.

Bonus – Zuckerfrei leben

Zucker und Zuckersucht

Zuckerarten

Dextrose

Wer Dextrose hört, denkt im ersten Moment an Traubenzucker, der ja vermeintlich auch gesund sein soll. Das stimmt allerdings nicht so ganz, denn wer zu viel Traubenzucker zu sich nimmt, übersteigt den täglichen Zuckerkonsum, was wiederum der Gesundheit schadet. In dem Moment, in dem der Blutzuckerspiegel zu niedrig wird, etwa weil zu wenig gegessen wurde oder auch vor einer anstrengenden Prüfung kann Dextrose durchaus eine positive Wirkung erzielen. So steigt der Blutzuckerspiegel nach der Aufnahme wieder rasant an und das Gehirn bekommt einen Energieschub. Doch die Wirkung lässt auch schnell wieder nach, so dass es sich hierbei wirklich nur um ein Mittel im akuten Fall handeln sollte.

Denn unter dem Begriff Dextrose versteht sich Einfachzucker, der die gleichen chemischen Merkmale aufweist, wie Blutzucker oder Glukose. Dextrose wird aus Mais gewonnen und findet sich häufig in süßen

Backwaren sowie auch unter dem Begriff Maissirup in vielen industriell hergestellten Lebensmitteln.
Dextrose wird nicht nur als Zucker in den verschiedensten Speisen verwendet, er wird auch zu medizinischen Zwecken genutzt und in einer Lösung intravenös verabreicht. So kann die Dextrose in Verbindung mit anderen Medikamenten dazu beitragen, dass der Blutzuckerspiegel bei einer gefährdeten Person wieder erhöht wird. Bei der medizinischen Einnahme muss jedoch immer auf den behandelnden Arzt gehört werden. Die Dextrose darf nicht selbstständig verabreicht werden, da sie ansonsten in Überdosis auch einen schädigenden Einfluss auf den Körper haben kann.
Bci Dextrose handelt es sich um einen einfachen Zucker, der den Blutzuckerspiegel schnell ansteigen lässt. Doch es fehlt ihm in der Regel an Nährwert, das heißt, kurz nach dem Verzehr kommt es zu erneuten Hungergefühlen. So wird auch der "weiße Zucker" normalerweise aus einfachen Zuckern, wie Dextrose, aber auch Fructose, Glucose oder Galactose hergestellt. Sogar der vermeintlich gesunde Honig beinhaltet überwiegend den Einfachzucker.
Dextrose-Pulver ist ebenfalls aus dem Sport bekannt. Dieser wird es in der Regel beim Bodybuilding

verwendet, wenn die Muskeln vergrößert und so das Gewicht erhöht werden soll. Doch auch diese Anwendung sollte immer mit Vorsicht genossen werden. Wird Dextrose in Lebensmitteln verarbeitet, dann sollte hierbei auf die genaue Menge geachtet werden. Da der Zucker aus der Stärke des Maismehls gewonnen wird, enthält er weder Vitamine noch Mineralien und ist daher in großen Mengen nicht gesund.

Saccharose

Die Saccharose ist ein großer Geschmacksträger und daher auch in vielen verschiedenen Lebensmitteln zu finden. Bei der Saccharose handelt es sich um den ersten, entdeckten Zucker aus Zuckerrohr wie er auch in den Zuckerrüben vorkommt. Daher wird die Saccharose bis heute aus diesen beiden Zutaten gewonnen und zu Kristall- oder Haushaltszucker verarbeitet. Da sich die Saccharose aus der natürlichen Photosynthese in den für die Zuckerherstellung verwendeten Pflanzen gebildet hat, handelt es sich hierbei um einen Zweifachzucker. Zweifachzucker sind aus den Zuckerarten Fructose und Glukose zusammengesetzt. Bei der Saccharose handelt es sich um ein Kohlenhydrat.

Dennoch ist auch die Saccharose, wie alle anderen Zuckerarten, nur mit Vorsicht und in Maßen zu genießen. Zwar werden die Kohlenhydrate auch aus der Fructose und der Glucose zur Umwandlung in Energie im Körper benötigt. Doch es handelt sich bei Saccharose vor allem um leere und ungesunde Kalorien, auf die der Körper nicht zwingend angewiesen ist und die so auch gesundheitliche Schäden hervorrufen können. Da es sich bei der Saccharose um einen sehr starken Geschmacksträger handelt, der zugleich die Lebensmittel auch auf längere Zeit durch Konservierung haltbar macht, ist diese in den meisten industriell hergestellten Lebensmitteln zu finden.
Und auch für den eigenen Haushalt ist die Saccharose vor allcm in den folgenden Zutaten zu finden:

- Streuzucker
- Würfelzucker
- flüssigem Zucker
- Puderzucker
- Kandiszucker

So wird die Saccharose in allen handelsüblichen Zuckersorten verwendet. Aber auch in Lebensmitteln wie Fertiggerichten, Konserven, Limonaden, Marmeladen, Brot, Kuchen, Süßwaren und sogar diabetischen Lebensmitteln ist diese Form von Zucker enthalten.

Meist werden in den industriell verarbeiteten Nahrungsmitteln mehrere Zuckerformen gleichzeitig verarbeitet.
Da es sich bei Saccharose um leere Kalorien handelt, sollte der tägliche Verzehr eingeschränkt werden. Das ist jedoch nicht immer einfach. Auch wenn du auf Zucker im Kaffee oder süße Getränke sowie Schokolade verzichtest, sind es doch die anderen Nahrungsmittel, die den Zucker in großem Maße dem Körper zuführen. Wer daher auf die Aufnahme von Saccharose verzichten möchte, der muss alles frisch kochen und zubereiten, was in unserem hektischen Alltag oft gar nicht möglich ist. Und auch die Industrie macht es uns in Bezug auf Saccharose nicht ganz einfach, denn oft ist es schwierig, den Zucker in den Zutatenlisten auf den Fertigprodukten zu erkennen.

Maltose oder Malzextrakt

Durch Aufspaltung von Stärke wird Malzzucker oder Maltose gewonnen. Als Grundlage hierfür dienen Kartoffel- und Getreidestärke, die Maltose wird vor allem bei Gärungs- und Brauvorgängen freigesetzt. Verwendet wird die Maltose dann in Malzextrakten oder

Malzzuckersirup, vornehmlich in der Lebensmittelindustrie als weitere Zutat neben Dextrose und Saccharose. Doch auch die reine Maltose kann verwendet werden, vor allem in der chinesischen Küche wird viel mit Maltose gewürzt. Reine Maltose ist daher auch in den Asia-Läden erhältlich.
Die Maltose ist ebenfalls ein Kohlenhydrat und besteht aus Zweifachzucker. Nährstoffe, Vitamine, Eiweiße oder Fette sind in der Maltose nicht zu finden.
Wird der Malzzucker zu Sirup verarbeitet, wie zum Beispiel Hafermalz- oder Gerstensirup, dann kann er Spuren von Vitaminen enthalten. Dieser Sirup ist häufig in den Zutatenlisten der industriell gefertigten Lebensmittel zu finden und wird hier in der Regel unter dem Begriff Malzextrakt geführt.
Besonders in Broten, Süßwaren und Backwaren ist Maltose als Sirup zu finden. Denn es verleiht den Produkten einen Geschmack nach Karamell und Röstaromen.
Maltose wird zudem auch häufig bei der Herstellung von süßen Getränken verwendet, in erster Linie handelt es sich hierbei um ein Nebenprodukt der Bierherstellung. Aus Bier wird die Maltose weitgehend herausgefiltert, doch im Malzbier mit oder ohne Alkohol, und anderen Getränken auf Malzbasis wird diese oft

verwendet. So wird den süßen Getränken auch Zucker in Form von Fructose-Glucose-Sirup auf der Basis von Gerstenmalz zugesetzt.

Süßstoff vs. Fruktose

Fruktose steht in der Regel für Fruchtzucker und gilt daher auch als gesund. Natürlicherweise ist Fruktose auch in verschiedenen Gemüse- und Obstsorten enthalten. Dieser Zucker ist in der Regel nicht schädlich, sollte jedoch auch nur in Maßen aufgenommen werden, da auch hierin wieder viele Kalorien versteckt sind. Demgegenüber gibt es aber auch die hochkonzentrierte und isolierte Fruktose, die industriell hergestellt wird. Diese wird in vielen Fertigprodukten verwendet und gilt als sehr gesundheitsgefährdend. Vor allem Herz-Kreislauferkrankungen, Krebs, Diabetes, Gicht und natürlich Übergewicht werden auf die industriell hergestellte Fruktose zurückgeführt.
Früchte sind ja eigentlich gesund und daher sollten Produkte mit zugesetzter Fruktose eigentlich auch gesund sein. Doch das ist aufgrund der industriell hergestellten Fruktose nicht der Fall. So ist es für den menschlichen Körper ein großer Unterschied, ob

frische Früchte verspeist werden, die die natürliche Fruktose beinhalten. Oder aber Fertigkuchen, süße Getränke und Schokoriegel, die zwar mit Fruktose gesüßt sind, die allerdings mit der natürlichen Fruktose in den Früchten nicht mehr viel gemein haben. So werden die vielen industriell gefertigten Produkte immer häufiger mit Fruktose gesüßt, was den Verbraucher in Sicherheit wiegen soll, da es sich hierbei ja vermeintlich um einen gesunden Zucker handelt. Doch dem ist nicht so - In den industriell hergestellten Lebensmitteln befindet sich ungesunder, industriell hergestellter Fruchtzucker häufig auch in Form von Fructose-Sirup.

Menschen, die unter einer Fruktose-Intoleranz leiden, haben es in der heutigen Zeit schwer, da dieses Süßungsmittel in fast allen industriell hergestellten Produkten enthalten ist. Daher muss hier die Zutatenliste ganz besonders in Augenschein genommen werden. Denn nicht nur Früchte und verschiedene Gemüsesorten müssen in einem solchen Fall gemieden werden. Die Industrie hat in den letzten Jahren reagiert und bietet nicht nur aufgrund der vielen Kalorien die in Zucker stecken vermehrt Produkte an, die mit chemisch hergestelltem Süßstoff gesüßt wurden.

Sollten wir dann vielleicht doch besser mit Süßstoff

süßen? Auch hier gibt es auf dem Markt mittlerweile viele verschiedene Produkte, die in der Regel auch chemisch hergestellt werden, jedoch keinerlei oder nur wenig Kalorien besitzen. Auch den Süßstoffen wird nachgesagt, dass diese dick machen, da sie Heißhunger auslösen könnten. Wer unter einer Fruktose-Intoleranz leidet, dem bleibt in der Regel gar nichts anderes übrig, als Produkte zu wählen, die einen Zuckeraustauschstoff beinhalten. Doch wie sieht es mit denen aus, die gerne Süßes mögen, ihren Zuckerkonsum aber einschränken wollen? Viele Austauschstoffe stehen hier zur Wahl:

- Acesulfam E 950
- Aspartam E 951
- Cylclamat E 952
- Saccharin E 954
- Thaumatin E 957
- Neohesperidin E 959
- Stevia E 960

Über alle diese Zuckeraustauschstoffe kursieren verschiedene Meinungen und Gerüchte. So sollen sie Krebserkrankungen begünstigen, was bis heute jedoch nicht wissenschaftlich erwiesen ist. Was allerdings bereits erwiesen ist, ist dass die Süßstoffe durchaus unseren Darm negativ beeinflussen können.

Doch letztendlich stellt sich die Frage, ob denn Süßstoff ungünstiger ist als industriell hergestellte Fruktose. Und hier kann davon ausgegangen werden, dass es besser ist, auf Zucker ganz zu verzichten und für den süßen Hunger ab und an mit Süßstoff zu süßen. So hat Süßstoff in verschiedenen Studien keinerlei negative Auswirkungen auf den Fettstoffwechsel im menschlichen Körper gezeigt und auch Risiken für Herz-Kreislauferkrankungen konnten nicht nachgewiesen werden.

Wo überall ist Zucker enthalten?

Zucker ist oft schwer erkennbar und in fast jedem industriell hergestellten Lebensmittel enthalten. Doch ist dies oft nicht offensichtlich, da sich der Zucker auf der Zutatenliste häufig auch hinter unbekannten Namen versteckt. Es ist jedoch wichtig zu wissen, in welchen Lebensmitteln Zucker enthalten ist - Die WHO (Welthandelsorganisation) empfiehlt nur eine tägliche Aufnahme von fünf bis zehn Prozent Kalorien in Form von Zucker. Wird dies besonders streng ausgelegt, dann sind dies lediglich 25 g Zucker pro Tag.

Zum besseren Verständnis: ein Stück Würfelzucker

wiegt 3g, das heißt also, etwa acht Stücke Würfelzucker über den Tag verteilt sind für Erwachsene erlaubt. Bei Kindern sind es noch weniger.

Mit den industriell hergestellten Lebensmitteln ist es kaum möglich zu schaffen, diese geringe Menge der Zuckeraufnahme einzuhalten. Auch auf den Listen der Inhaltsstoffe wird der Zucker häufig anders benannt, so dass gar nicht bemerkt wird, wie viel Zucker hierin steckt. So werden wahre Zuckerbomben von der Industrie geradezu getarnt, der Verbraucher merkt so also gar nicht, wie viel Zucker er überhaupt zu sich nimmt. Klar ist das natürlich bei Schokolade und anderen Süßigkeiten, Limonaden, Cola und Säften. Dass aber zum Beispiel auch industriell hergestellter, eigentlich gesunder Krautsalat ebenso viel Zucker enthält, ist vielen Verbrauchern nicht bekannt. So enthalten die folgenden industriell gefertigten Lebensmittel besonders viel Zucker:

- Würzsaucen (z.B. Ketchup, aber auch Balsamico-Essig-Creme...)
- Fertigpizza
- Currywurst
- Kartoffelsalat
- Alle herzhaften Speisen
- vermeintlich gesunder Fruchtjoghurt

Viele kennen das auch noch von ihrer Großmutter – auch wenn es sich um eigentlich würzige Speisen handelt – eine Prise Zucker rundet den Geschmack ab. Dies hat sich die Industrie zu Eigen gemacht, doch hier wird mit Zucker häufig übertrieben. Es kann davon ausgegangen werden, dass in jeder Salami, in jedem Stück Käse und auch in der Gulaschsuppe aus der Dose mehr oder weniger Zucker enthalten ist. Werden über den Tag mehrere dieser Lebensmittel aufgenommen, dann kann es zu einem täglichen Überschuss der empfohlenen Zuckermenge schnell kommen. Wird zusätzlich der Kaffee noch gesüßt oder ein süßes Teilchen zum zweiten Frühstück gegessen, ist die Zuckermenge von 8 Stück Würfelzucker bereits schnell überschritten.

Zuckersucht

Warum macht der Zucker abhängig?

Warum haben wir Menschen so ein Verlangen nach Zucker und Süßem? Warum macht der Zucker unseren Körper sogar abhängig? Stelle dir vor, du bist satt, aber vor dir liegt noch ein Stück deiner Lieblingsschokolade. Dir läuft bei der Vorstellung der süßen Leckerei auf Ihrer Zunge bereits das Wasser im Mund zusammen und ehe du dich versehen ist das Stück auch schon in Ihrem Mund verschwunden. Doch woher kommt diese Gier nach Süßem und nach Zucker?

- Bereits Babys nehmen das Süße mit der Muttermilch auf
- Süße Lebensmittel sind niemals giftig – Das erkannten bereits unsere Vorfahren
- Zucker löst bestimmte Reaktionen im Gehirn aus

Nach derzeitigem Stand der Wissenschaft macht Zucker jedoch nicht süchtig, wie Alkohol oder Drogen dies im eigentlichen Sinne tun. Es kann jedoch zu einem sucht-ähnlichen Verhalten kommen:
Menschen, die denken, sie wären von Zucker abhängig, benötigen nur mehr Belohnungen. Daher sind auch Menschen, die eine innere Ruhe und Gelassenheit ausstrahlen und mit sich, ihrem Körper und ihrem Leben zufrieden sind, in der Regel nicht so sehr auf Süßes und Zucker fixiert. So kann es gerade auch in einem stressigen Lebenszeitraum zu vermehrter Zuckeraufnahme kommen. Doch wenn du bewusst Süßigkeiten zu dir nimmst und diese auch genießst, dann kannst du auch auf Zucker verzichten und einsparen. Das Gehirn kann hierbei auch mit ausreichend Schlaf und körperlicher Bewegung abgelenkt werden. Entzugserscheinungen, weil auf Zucker

verzichtet wird, wie wir diese aus dem Drogen- oder Alkoholbereich kennen, werden sich nicht einstellen. Im Gegenteil, der Körper wird positiv und mit mehr Energie auf den Zuckerverzicht reagieren.

Wirkung auf Körper und Gehirn

Durch die Aufnahme von Zucker wird vor allem das Belohnungssystem im Gehirn aktiviert. Bestimmte Stoffe, die für Wohlbefinden sorgen, werden durch die Aufnahme des süßen Stoffes freigesetzt. Vor allem wurden durch verschiedene Experimente nachgewiesen, dass gerade die Verbindung von Zucker mit Fett diese Wirkung noch unterstreicht, was die Vorliebe vieler Menschen für Schokolade erklären könnte. Erwiesen ist, dass Menschen Belohnungen benötigen, um ihr seelisches Gleichgewicht zu halten oder auch wiederherzustellen. So wird der Körper uns immer verführen, Zucker zu uns zu nehmen. Hieraus kann sich dann durchaus eine Sucht nach Süßem entwickeln, wie dies bei der Vorliebe nach etwas Bestimmten häufiger der Fall ist.

Zucker kann jedoch der Gesundheit und dem Körper schaden, wenn hiervon zu viel aufgenommen wird. Denn er enthält viele Kalorien und in Verbindung mit

Fett wird daraus sogar eine Kalorienbombe, die die Fettdepots nährt. Hinzu kommt, dass der Zucker schnell in die Blutbahn gelangt und den Insulinspiegel so rasant ansteigen lässt. Genauso schnell fällt der Insulinspiegel danach wieder ab und es kommt zu einem erneuten Hungergefühl.
Daher sollten Süßspeisen auch immer nur als kleiner Zusatz gegessen werden und nicht eine ganze Mahlzeit ersetzen. Ein überhöhter Zuckerverzehr über einen längeren Zeitraum führt in der Regel zu Übergewicht, kann aber auch ein großer Risikofaktor für Herz-Kreislauf-Erkrankungen sowie Diabetes sein.

Heißhunger und Entzugserscheinungen

Heißhunger und Entzugserscheinungen gehen bei einem Verzicht auf Zucker in der Regel vom Gehirn aus, das belohnt werden möchte. Jedoch sind körperliche Entzugserscheinungen bei Verzicht auf Zucker nicht bekannt. Wer allerdings die Gewohnheit hat, täglich viel Zucker zu sich zu nehmen, der wird dies auch nicht von heute auf morgen einstellen können. Dies liegt allerdings mehr an der Gewohnheit als an einer Sucht. Wenn du daher Heißhunger auf Süßes entwickelst, dann verlangt Ihr Gehirn nach einer

Belohnung. Gib diesem Gefühl nach, allerdings in Maßen. In einem solchen Fall reicht es schon, nur einen Riegel Schokolade anstatt einer ganzen Tafel zu sich zu nehmen. Gleiches gilt auch für andere Süßigkeiten. Der Vorteil bei kleinen Portionen ist, dass diese sich nicht übermäßig auf den Körper auswirken, die Belohnungsreaktionen im Gehirn aber trotzdem ausgelöst werden. Anders, als bei einem Drogen- oder Alkoholabhängigen kannst du beim Zucker die aufgenommene Menge reduzieren und steuern.

Auswirkungen des Zuckerkonsums

Die Auswirkungen von Zucker auf Bauchumfang und Zähne sind wahrscheinlich jedem bekannt. Doch hierbei handelt es sich noch um die kleinsten Übel, denn der Konsum von Zucker hat noch weitaus größere Auswirkungen auf den gesamten menschlichen Körper, die Gesundheit und das allgemeine Wohlbefinden.

Immunsystem

Erwiesen wurde in zahlreichen Studien, dass der erhöhte Zuckerkonsum das Immunsystem schwächt und die Leistungsfähigkeit beeinträchtigt. Ist das Immunsystem allerdings geschwächt, kommt es zu einem schnelleren Befall von Parasiten, Pilzen, Viren und Bakterien im Körper. Dadurch wird der menschliche Körper auch ganz schnell anfällig für akute und auch chronische Krankheiten. Denn das Immunsystem hat die Aufgabe, den Körper vor einem solchen Befall zu schützen und bereits vor einem Ausbruch einer Krankheit einzugreifen. Wird es durch eine erhöhte

Zuckeraufnahme geschwächt, wird es zu langsam und kann nicht mehr schnell genug reagieren. Der Körper spricht dann schneller auf alle möglichen Krankheiten an, die von einer harmlosen Erkältung über einen Magen-Darm-Infekt bis hin zu schwerwiegenderen Krankheiten wie im schlimmsten Fall auch Krebs reichen können. Der Prozess der Schwächung des Immunsystems durch einen ständigen erhöhten Zuckerkonsum verläuft in der Regel schleichend und unbemerkt. Der Zusammenhang zwischen dem Zucker und dem Immunsystem wird zu spät erkannt. So kann es sein, dass ein Mensch sich oft krank fühlt und einen allgemeinen schlechten Gesundheitszustand hat, der vom geschwächten Immunsystem durch eine zu hohe Zuckeraufnahme begünstigt wird.

Diabetes

Ein hoher Zuckerkonsum kann Diabetes befördern. Warum es hierzu kommen kann, ist schnell erklärt. Bei Zucker handelt es sich um Kohlenhydrate, die der Körper nicht mehr aus den zugeführten Speisen herausfiltern muss. Diese werden mit dem Zucker bereits wenige Minuten später vom Blutkreislauf aufgenommen. Sofort wird hier eine große Menge Insulin ausgeschüttet. Bei Insulin handelt es sich um ein Hormon aus der Bauchspeicheldrüse das vor allem die eine Aufgabe besitzt, den Zucker aus dem Blutkreislauf zu filtern und an alle Organe und Zellen im Körper zu verteilen. Diese können dann hieraus ihre Energie gewinnen. Wird jedoch immer mehr Süßes sowie auch vermehrt Zucker aus fertigen Lebensmitteln aufgenommen, dann kommt es nach und nach zu einem chronisch erhöhten Insulinspiegel. Hierbei spricht man von Diabetes Typ B, der eigentlich unter Alterszucker bekannt ist. Entgegen dem angeborenen Diabetes Typ A, bei dem die vermehrte Zuckeraufnahme keinen Anteil an der Beschleunigung der Erkrankung nimmt, kann Diabetes Typ B verhindert werden. Das hierbei auch von Alterszucker gesprochen wird, liegt daran, dass in früheren Jahren nur ältere Menschen hieran erkrankten.

In der heutigen Zeit sind jedoch bereits viele junge Menschen und sogar auch Kinder von der Krankheit betroffen. Dies ist überwiegend auf eine zu hohe Zuckeraufnahme des Körpers bereits seit Kleinkindertagen zuzuschreiben. So beginnt dies schon mit dem gesüßten Tee bei Säuglingen, zieht sich über das Kindergarten- und Schulalter hinaus bis hin zum

Erwachsenwerden. Der Körper hat oft gar keine Möglichkeit, sich von dem erhöhten Zuckerkonsum zu erholen. Wichtig ist vor allem sich auch vor Augen zu führen, dass Diabetes in Verdacht steht, eine Alzheimererkrankung zu unterstützen.

Herz-Kreislauf

Selbst gesunde Menschen können bei einem zu hohen Zuckerkonsum ihr Herz gefährden und mit der Zeit eine Herz-Kreislauf-Erkrankung entwickeln. Doch wenn Zucker aufgenommen wird, denken viele nicht sofort daran, dass hiermit auch ihr Herz in Mitleidenschaft gezogen werden könnte. So wirkt sich der Zucker bereits nach 12 Wochen übermäßiger Aufnahme auf den Menschen aus. Insbesondere bereits erkrankte Menschen sind davon betroffen, da das Risiko für einen Schlaganfall oder Herzinfarkt besonders hoch sei. Aber auch Menschen ohne vorherige bestehende Erkrankung sollten sich im Zuckerkonsum zurückhalten. Im Laufe der Zeit bildet eine schlechte Ernährung mit viel zuckerhaltigen Lebensmitteln viel Leberfett. Auch verändert sich der Fettstoffwechsel und birgt somit die Gefahr, einen Schlaganfall oder Herzinfarkt zu erleiden. So steigt tatsächlich auch das Sterberisiko mit einem erhöhten Zuckerkonsum an. Dies zeigte jüngst eine amerikanische Studie, die über Jahrzehnte den Zuckerkonsum sowie die Sterberate erforscht hat.

Psychische Gesundheit

Bereits im Jahr 2002 wurde in einer Studie herausgefunden, dass ein erhöhter Zuckerkonsum zu schweren Depressionen führen kann. Gerade Fast-Food, bei dem viel Zucker verwendet wird (wie z.B. Pizza, Burger und frittierte Lebensmittel) sind mit einer höheren Depressionsrate in Verbindung zu bringen.
Bei vermehrter Aufnahme dieser zuckerhaltigen Lebensmittel sind hier vor allem Jugendliche (aber auch zunehmend Senioren) gefährdet, an einer Depression zu erkranken. Es gibt aber auch Auswege: Menschen, die bereits unter Depressionen leiden, können durch eine Umstellung auf eine gesunde Ernährung mit Vitaminen, Mineralien und Omega-3-Fettsäuren diese in den Griff bekommen. Fakt ist, der Mensch greift dann zu Süßem, wenn schlechte Stimmung aufkommt.
Doch das ist gerade der falsche Weg, weil die Glücksgefühle, die damit verbunden sind, nicht lange

anhalten. Schnell fällt die gute Stimmung wieder in den Keller.
Jeder achte Mann und jede vierte Frau leidet einmal im Leben unter einer Depression und so gehören Depressionen zu den unterschätzten aber auch häufigsten Erkrankungen. Ob diese Depressionen eine Folge von einem erhöhten Zuckerkonsum sind oder ob die Erkrankten erst danach zu vermehrter Zuckeraufnahme neigten, wurde ebenfalls erforscht. Das Ergebnis hierzu ist eindeutig:
Bereits psychisch Kranke essen nicht mehr Süßes, als vor Eintritt der Erkrankung. Allerdings entwickeln vor allem gesunde Männer Depressionen und Ängste, wenn sie ihren Zuckerkonsum erhöhen. So bietet es sich an, den Zuckerkonsum mindestens zu halbieren, damit sich die Stimmungslage wieder aufhellen kann. Dies liegt vor allem an dem Belohnungssystem im Gehirn, das schnell mit einer Zuckeraufnahme befriedigt werden kann. Bei dem Genuss von Süßen kommt es im Gehirn zur Ausschüttung von Dopamin, das allerdings nur für eine kurzfristige Befriedigung sorgt. Schnell wird dies mit weiterem Verlangen nach noch mehr Zucker abgelöst. Das Verlangen wird hochgeschaukelt – auch weitere Zuckergaben können dieses nicht befriedigen. Das führt dazu, das die Stimmung

des Menschen leidet, was in weiterer Folge zu Depressionen und Schwermut führen kann.

Maßnahmen zur Bekämpfung der Zuckersucht

Wer ohne Zucker leben will und die Zuckersucht bekämpfen möchte, muss sich bewusst mit der Ernährung beschäftigen. Die erste Regel hierbei ist, dass alles selbst und nur mit frischen Zutaten zubereitet werden sollte. Auch wenn sich dies im ersten Moment nach sehr viel Arbeit anhört, ist es doch nur eine Frage der Organisation. Heißhungerattacken auf Süßes müssen bekämpft und die richtigen Lebensmittel für die Ernährungsumstellung gewählt werden. Wer gemeinsam mit Freunden oder der Familie die Zuckersucht besiegt, ist nicht allein, gemeinsam kann vorbereitet, gekocht und gegessen werden. Das fördert neben dem besseren gesundheitlichen Befinden auch das Verbringen von gemeinsamer Zeit mit geliebten Menschen.

Radikaler Schnitt - Zucker-Detox

Die Ziele einer Zucker-Detox-Kur sollten sein, den Haushalts- und Industriezucker so weit wie möglich aus der Ernährung zu streichen und so auch das Geschmacksempfinden zu sensibilisieren. Hierbei sollte genau beobachtet werden, welche positive Entwicklung der Körper in einem solchen Fall nimmt. Dann sind auch entstehende Symptome der ersten Tage viel leichter zu ertragen. So kann nach wenigen Tagen der Zucker-Detox-Kur das Folgende festgestellt werden:

- das Hautbild verbessert sich
- der Schlaf wird besser
- die Energie kommt nach wenigen Tagen zurück
- Heißhungerattacken lassen nach wenigen Tagen nach
- das Geschmacksempfinden für natürliche Nahrungsmittel verbessert sich

Wichtig bei der Zucker-Detox-Kur ist vor allem, dass diese nicht bereits nach wenigen Tagen wieder beendet wird. Mindestens drei Wochen sollte auf Zucker verzichtet werden, dann zeigen sich die ersten Erfolge – Der Zuckerverzicht wird zur Gewohnheit, genauso wie es vorher Gewohnheit war, schnell zu etwas Süßem zu greifen.

Die richtige Wahl an täglichen Lebensmitteln

Um zuckerfrei leben zu können, müssen natürlich auch die gewählten Lebensmittel zuckerfrei sein. So ist es selbstverständlich, dass auf industriell gefertigte Lebensmittel weitgehend verzichtet werden muss, da hier immer Zucker verarbeitet wird, auch wenn es sich um herzhafte Speisen handelt. So ist Selbstkochen ein Muss bei einem Zuckerverzicht. Aber auch viele natürliche Lebensmittel besitzen ein gewisses Maß an Zucker, daher ist es wichtig zu wissen, welche Gemüse- und Obstsorten hier unbedenklich sind. So gehören zu den zuckerfreien Gemüsen zum Beispiel Artischocken, Auberginen, Blattsalat, Blumenkohl, Bohnen, Zwiebeln, Fenchel, Ingwer, Grünkohl und viele andere. Viele Obstsorten, wie Erdbeeren, Mandarinen und Nektarinen, aber auch Gemüse wie Paprika und Möhren enthalten viel Fruchtzucker. Doch dieser natürliche Zucker ist für den Körper nicht schädlich. Allerdings sollten süße Obst- und Gemüsesorten nur in einem geringen Maß auf dem Speiseplan stehen, damit sich der Geschmackssinn von zu viel Süßem erholen kann. Unbedenklich sind auch alle Vollkornbrote, wer jedoch die Zeit hat, backt sein Brot ohne Zuckerzusatz selbst. Ganz wichtig ist, dass die zubereiteten Speisen mit vielen frischen Kräutern gewürzt werden. Auf diese Weise wird der Geschmackssinn vom Süßen weg wieder in die richtige Richtung gelenkt.

Zähne putzen

Ein gutes Mittel, um Heißhunger gegen Süßes abzustellen ist es, die Zähne zu putzen. Allerdings wird hierfür auch die richtige Zahncreme benötigt. Diese sollte einen intensiven Minzgeschmack besitzen. Wer daher bei einem Hype auf Süßes schnell die Zähne putzt, kann das Stück Schokolade so umgehen. Genauso hilfreich ist es aber auch, in einem solchen Fall einen ungesüßten Pfefferminztee zu genießen oder zu einem zuckerfreien Kaugummi mit Minzgeschmack zu greifen. Denn wer nach dem Zähneputzen oder dem Genuss von Minze in anderer Form zu Süßem greift merkt schnell, dass das Süße dann gar nicht mehr schmeckt, weil der Minzgeschmack zu groß ist und alles überdeckt.

Stressfaktoren minimieren

Stress ist ein hoher Faktor für die Zuckeraufnahme. Denn gerade in sehr stressigen Situationen, die geistig, psychisch oder auch körperlich bedingt sein können, verlangt der Körper nach einer höheren Zuckeraufnahme. Stress kann in allen Lebenslagen vorkommen. Auch Menschen, die ansonsten innerlich sehr ruhig und gefestigt sind, können plötzlich in eine Stresssituation geraten, etwa wenn eine nahestehende Person verstorben ist. Doch immer muss auch zwischen ständig andauerndem Stress und nur durch bestimmte Situationen auftretenden Stress unterschieden werden. Gerade der ständig andauernde Stress sollte daher für ein zuckerfreies Leben so weit wie möglich minimiert werden. Zu dem andauernden Stress gehören zum Beispiel die folgenden Situationen:

- eine Partnerschaft, die nicht so läuft, wie man es sich vorstellt
- eine Arbeit, die geistig sehr fordert
- andere Menschen in direkter Umgebung, die uns stressen
- eine schwere, körperliche Arbeit

Wer keine Zeit mehr für sich selbst findet, der steht unter Dauerstress. In einem solchen Fall ist es kein

Wunder, dass zu viel Zucker aufgenommen wird, der das Gehirn belohnen soll. Daher muss als erstes der stressauslösende Punkt gefunden werden, dann kann dieser nach und nach minimiert werden. Manchmal geht es aber auch nicht anders, und es muss ein rigoroser Schlussstrich gezogen werden. So kann zum Beispiel die Arbeitsstelle gewechselt werden oder es steht die Trennung von Personen bevor, die einem selbst nicht guttun. Erst dann wird es aber auch gelingen, einen erhöhten Zuckerkonsum in den Griff zu bekommen und diesen zu reduzieren.
Es gibt allerdings auch Stresssituationen, die nicht geändert werden können. Hier muss gelernt werden, mit diesem Stress richtig umzugehen und diesen gegebenenfalls zu minimieren. So können folgende Maßnahmen auf lange Sicht helfen, den Stress zu reduzieren:

Stresssituationen benennen

Um das Stressproblem angehen zu können, muss als erstes herausgefunden werden, in welchen Situationen dieser entstanden ist. Erst danach kann sich an die Problembehandlung gemacht werden. Stress kann beispielsweise dann entstehen, wenn die Arbeit überhandnimmt oder der Partner sich nicht so verhält, wie man es sich selbst gerne wünscht. Auch zu viele Termine (beruflicher wie auch privater Natur), die auf einen warten, können Stress-Symptome auslösen. Ebenfalls kann Langeweile ein großer Stressfaktor sein. Wer zu wenig zu tun hat oder sich einsam fühlt, kann ebenso in die Stressfalle geraten. Daher ist es besonders wichtig, tief in sich hineinzuschauen und hier vor allem auch absolut ehrlich zu sich selbst zu sein. Erst wenn der Auslöser für Stress gefunden wurde, kann hiergegen sinnvoll vorgegangen werden.

Sport treiben

Auch wer eigentlich ein Sportmuffel ist und es sich lieber vor dem Fernseher oder mit einem guten Buch auf der Couch gemütlich macht, sollte wöchentliche Sportstunden einlegen. Hierzu muss kein Leistungssport betrieben werden, es reicht schon, wenn regelmäßig Spazierengehen, Schwimmen, Tanzen oder Walking auf dem Plan stehen. Durch die sportliche Betätigung werden im Gehirn Substanzen freigesetzt, die ein Gefühl der Entspannung und Zufriedenheit vermitteln. Wichtig ist hierbei die Regelmäßigkeit, also mindestens einmal pro Woche, gerne auch öfter.

Atemübungen

Tiefenatmung kann ebenfalls bei Stressabbau helfen. Diese wird vor allem bei einer Meditation, Yoga oder Tai-Chi erforderlich. Jeder kann die Atemübungen aber auch selbst machen, indem er sich ruhig und entspannt hinsetzt, die Augen schließt und sich nur noch auf die Atmung konzentriert. Auch hierbei ist die Regelmäßigkeit entscheidend.

Probleme ansprechen

Ein ganz wichtiger Aspekt, wenn es um Abbau von Stress geht, ist das Ansprechen von ungeklärten Problemen. Wird mit einer Bezugsperson, wie zum Beispiel einem/einer guten Freund(in) oder dem/der Partner(in) über die Belastung gesprochen, dann kommt es zu einer klareren Situation; die Probleme sind gar nicht mehr so groß und der Stress lässt schnell nach.

Nein-Sagen lernen

Ganz wichtig, um nicht in die Stressfalle zu geraten ist, Nein-Sagen zu lernen. Denn wer zu gutmütig ist, wird schnell ausgenutzt, was sich dann auch auf die Psyche und den Körper auswirkt. Der Verlierer hierbei bist du ganz alleine. Daher, es ist nicht schlimm, auch mal nein zu sagen.

Gruppenzwang minimieren

Schwer wird es, den Gruppenzwang zu überwinden. Das heißt, du bist der Einzige, der zuckerfrei leben möchte. Zucker ist in vielen Dingen enthalten wie auch in Alkohol und Fast-Food.
Und gerade hierbei kann es schwer werden, wenn du mit Freunden unterwegs zum Feiern bist, darauf zu verzichten. Denn wer keinen Alkohol trinkt oder leckeres, fertiges Essen verschmäht, wird in der heutigen Zeit gerne ausgeschlossen. Gerade in einer Gruppe warten viele Verführungen, die es schwer machen, auf Zucker ganz zu verzichten. Doch auf Zucker und gleichzeitig auf Freunde zu verzichten, macht einsam. Wer jedoch standhaft auch gegenüber seinen Bekannten und Freunden für seine eigenen Grundsätze eintritt, der wird respektiert. Hierzu muss die eigene

Entscheidung, auf Zucker ganz zu verzichten aber auch von Herzen kommen. Die richtigen Freunde werden dies verstehen und helfen, die eigenen Vorsätze durchzuziehen. Menschen, die den Zuckerverzicht jedoch nicht verstehen wollen, sollten in der Zukunft soweit es geht gemieden werden. Das ist zum Beispiel unter Kollegen nicht immer einfach, aber machbar. Hier wird dann die Unterhaltung nur noch auf die Arbeit und das Wesentliche beschränkt. In der Freizeit werden nur noch Bekannte und Freunde getroffen, die den Zuckerverzicht unterstützen und nicht ständig mit Verführungen locken. Wer daher zu seinem Vorhaben mit ganzem Herzen steht, der kann auch andere davon überzeugen und wird nicht belächelt oder umgestimmt.

Weitere Tipps und Tricks zur Entwöhnung

Als erstes ist es wichtig herauszufinden, wann es zu einem Zuckerverzehr kommt. Oft ist es einfach nur Gewohnheit, wenn nach etwas Süßem gegriffen wird. So muss diese ins Gegenteil gekehrt und es zur Gewohnheit gemacht werden, keinen Zucker zu essen. Daher ist das frisch und selbst Kochen auch so wichtig, wenn auf Zucker verzichtet werden soll. Direkt einen ganzen Schnitt zu machen und von einem zum anderen Tag keinen Zucker mehr aufzunehmen, kann jedoch sehr schwer werden. Nach wenigen Tagen werden der Hype und der Süßhunger zu hoch. Daher sollte auch langsam von einer zuckerreichen auf eine zuckerarme Ernährung umgestellt werden. Gerade wer es gewohnt ist, dass alles, was er verzehrt, zumindest einen leichten süßen Geschmack hat für den wird es ungewohnt, wenn die Süße fehlt. Konsequenz zahlt sich hierbei jedoch aus. So geht es einfach in fünf Schritten, ganz auf Zucker zu verzichten und diesen auch gar nicht mehr zu vermissen:

Nur noch Wasser trinken

Der Sinn hierbei ist, auf alle süßen Getränke, auch solche, die mit Süßstoff gesüßt wurden, zu verzichten. Denn nur so wird der Geschmackssinn wieder in die richtige Richtung gelenkt. Die Geschmacksnerven, die an zu viel Zucker gewöhnt sind, können andere Geschmäcker gar nicht mehr richtig wahrnehmen. So ist das Geschmacksempfinden bereits auf Süß eingestellt, die Sensibilität für das Süße sinkt, es wird nicht mehr richtig wahrgenommen.

Natürlichen Geschmack und Aroma erkennen

Nach einem längerfristigen Zeitraum mit erhöhtem Zuckerkonsum muss erst wieder gelernt werden, den natürlichen Geschmack und das natürliche Aroma eines frischen Lebensmittels zu erkennen. Hierzu gehört es beispielsweise Obst bewusst zu essen und sich hier auf den natürlichen Geschmack zu konzentrieren. Denn auch wenn es sich um dieselbe Sorte Obst handelt, so schmeckt diese aus jedem Anbau anders. Auf diese Weise, wenn das Essen ohne Zucker frisch zubereitet wird, kann auch schnell erkannt werden, welches Lebensmittel schmeckt und welches nicht.

Zucker in der eigenen Ernährung erkennen

Jeder hat so seine Vorlieben, wie das Stück Kuchen am Nachmittag, das Marmeladenbrötchen zum Frühstück aber auch die Pizza am Abend. Über diese Essgewohnheiten muss nachgedacht werden, wenn auf

Zucker ganz verzichtet werden soll. Daher ist es auch besonders wichtig, bei jedem industriell hergestellten Lebensmittel auf die Verpackung zu schauen, wie viel Zucker hierin überhaupt enthalten ist. Wichtig ist hierbei, dass jede Zuckerform am Namen erkannt wird. Diese Lebensmittel sollten dann so weit wie möglich aus der Küche und den Schränken verbannt werden.

Auch auf Süßstoffe verzichten

Damit sich der eigene Geschmackssinn daran gewöhnt, ohne Süßes und Zucker auszukommen, sollte ebenfalls auf Süßstoffe verzichtet werden. Auch wenn diese nicht die schlechten Einflüsse des Zuckers auf den Körper haben, so schmecken sie dennoch extrem und übertrieben süß, wie es in natürlichen Lebensmitteln nicht der Fall ist.

Sich stets die Zuckermengen vor Augen führen

Wer sich vorstellt, wie viel Zucker er mit einem industriell hergestellten Lebensmittel zu sich nimmt, wird entsetzt sein. Dies ist ein weiterer wichtiger Punkt zur Entwöhnung von Zucker. Denn das "Vor Augen halten" ist die beste Lösung, um auf Fertigprodukte und Süßes ganz zu verzichten. So kann schnell der Appetit auf das Süße vergehen, wenn du dir bildlich vor Augen haltest, wie viel Zucker zum Beispiel in den süßen Teilchen in der Auslage des Bäckers steckt.

Vorteile eines zuckerfreien Lebens

Es gibt viele Vorteile, wenn auf Zucker ganz oder zumindest auch nur teilweise verzichtet wird. So wird das Risiko von Diabetes, Gicht, Osteoporose, Bluthochdruck, Fettleibigkeit und auch Karies um ein Vielfaches gesenkt. Doch die zuckerfreie Ernährung bringt noch viel mehr Vorteile mit sich.

Der Körper fühlt sich gesünder und fitter an

Viel zu viel Zucker essen die Deutschen über das Jahr verteilt. Hochrechnungen zufolge kommt jeder Deutsche auf 40 Kilo Zucker im Jahr. Dass diese Menge zu den verschiedenen Krankheiten, wie Übergewicht, Diabetes, Herz-Kreislauf-Erkrankungen und Karies führt, das ist mittlerweile hinreichend bekannt. Doch auch an Hyperaktivität, Problemen mit dem Magen- und Darmtrakt sowie Knochenschwund, Antriebsschwäche, Müdigkeit, Depressionen und einem geschwächten Immunsystem ist oft der hohe Zuckerkonsum schuld.

Hinzu kommt, dass Zucker im Körper einen sauren Haushalt unterstützt, ein Ungleichgewicht im Säure-Basen-Haushalt bedingt durch eine Übersäuerung Krankheiten jedoch begünstigen kann. So fühlen wir uns energielos, müde und schlapp, der Körper ist anfälliger für Kopfschmerzen oder Erkältungen. Eine zuckerfreie Ernährung hingegen hilft dabei, dass der Säure-Basen-Haushalt wieder ins Gleichgewicht kommt. Hinzu kommt ein konstanter Blutzuckerspiegel, Heißhungerattacken und Lust auf Süßes bleiben mit der Zeit aus.

Mehr Energie durch zuckerfreie Ernährung

Dass die Aufnahme von zu viel Zucker schläfrig und träge macht, ist bekannt. Sobald der Insulinspiegel durch die ständige Aufnahme von Zucker immer wieder nach oben schnellt, wird Tryptophan ausgeschüttet. Dieses wird zwar vom Körper in das Glückshormon Serotonin gewandelt, führt aber auch dazu, dass Müdigkeit entsteht.
Wird hingegen zuckerfreie und vollwertige Kost aufgenommen, erhält der Körper hierdurch mehr Eisen, Vitamine, Proteine, Wasser und Antioxidantien, die

diesen mit viel Energie versorgen.

Die Konzentrationsfähigkeit wird gesteigert

Auch auf das menschliche Gehirn hat ein hoher Zuckerkonsum einen großen Einfluss. So führt die übermäßige Aufnahme von Zucker häufig zu Konzentrationsschwierigkeiten. Gerade bei Kindern zeigt sich der erhöhte Zuckerkonsum dadurch, dass diese manchmal sogar hyperaktiv reagieren. Da der Blutzuckerspiegel aber ebenso schnell wieder abfällt, wie er angestiegen ist, kommt es danach zu Konzentrationsschwächen und Müdigkeit.
Wer daher auf Zucker verzichtet wird bereits nach kurzer Zeit merken, dass er konzentrierter ist und sich viel mehr Dinge merken kann. Kinder lernen in der Schule so auch einfacher und kommen besser mit dem Schulstoff mit, da sie sich auf den Unterricht besser konzentrieren können.

Auswirkungen auf das Aussehen

Wer sich zuckerfrei ernährt, kann auch sein äußeres Erscheinungsbild verjüngen und verbessern. Zucker raubt dem Körper wichtige Vitamine und Mineralien, was sich nach Außen in einem Alterungsprozess der Haut zeigen kann. Zudem haften sich die Zuckermoleküle an die Kollagenfasern der Haut, die so ihre Geschmeidigkeit verlieren, es treten vermehrt Hautalterungen und Falten auf. Wer auf Zucker verzichtet, verjüngt somit auch sein Aussehen - Falten werden gemindert und die Haut wird geschmeidiger.

Bei zuckerfreier Ernährung kommt es zu Gewichtsverlust

Zucker besitzt als Kohlenhydrat sehr viele Kalorien, die Übergewicht unterstützen. Wird daher weitgehend bis ganz auf die Zuckeraufnahme verzichtet, führt dies unweigerlich zu einer langfristigen Gewichtsreduktion. Denn auch der Jo-Jo-Effekt wird bei einer Umstellung auf eine zuckerfreie Ernährung ganz ausbleiben. Gerade Übergewicht und Fettleibigkeit unterstützen viele andere Krankheiten wie Arthrose, Krebs und Diabetes, aber auch Herz-Kreislauf-Erkrankungen. Wird das Gewicht gesenkt, sinkt auch das Risiko zu erkranken.

Die Zähne sind gesünder

Der Zucker in Süßigkeiten greift den Zahnschmelz an, das weiß jeder. Doch auch der Zucker, der sich in den industriell hergestellten Lebensmitteln befindet, schadet den Zähnen. Karies entsteht dann, wenn der in der Nahrung enthaltene Zucker in Milchsäure umgewandelt wird. Wird nun gar kein Zucker mehr aufgenommen, dann wird auch das Kariesrisiko um ein Vielfaches gesenkt.

Weniger depressive Stimmungen

Wer längerfristig auf Zucker verzichtet, gerät auch nicht mehr in die psychische Spirale, bei der vor allem Männer bei vermehrtem Zuckerkonsum an Depressionen erkranken können. Und auch, wer nicht unter Depressionen leidet, fühlt sich nach dem Verzicht von Zucker deutlich fröhlicher. Dies liegt vor allem auch daran, dass der Körper insgesamt fitter und energiegeladener ist. Wer sich in seiner Haut wohl fühlt, der gerät weniger in schlechte Stimmung. Das ewige Auf und Ab von "Himmelhoch jauchzend bis zu Tode betrübt" vergeht von allein, wenn die extremen Blutzuckerschwankungen, die auf einen hohen Zuckerkonsum zurückzuführen sind, aufhören.

Schlusswort

Neugierig und motiviert?

Mit einem Kopf voll Wissen kann es jetzt losgehen. Halten dich an unsere Vorschläge und der Erfolg wird nicht lange auf sich warten lassen. Mit einem bewussten Umgang von Ernährung, Bewegung und Konsum leistest du nicht nur Enormes für deinen Körper. Du sparst zudem sehr viel Geld und verhaltest dich überdies ausgesprochen ökologisch. Ein bewusstes Konsumieren ist der Anfang für ein bewusstes Leben. Bewusstes Leben bedeutet immer auch ein Leben mit maximaler Selbstbestimmung zu führen. Sehe den neuen Umgang mit deinem Körper deshalb nur als ersten Schritt in ein Leben, über dessen Erfolg du ab jetzt nur noch ganz alleine entscheidest.
Und wenn du einmal einen "Hänger" hast, hier noch ein heißer Tipp von uns: Schaue dir bei Youtube einmal die vielen "Body Transformation Videos" an. Dort hast du hunderte von Beispielen, bei denen Menschen sich vom unglücklichen Fettkloß zum muskelbepackten Adonis (oder Venus) verwandelt wurden. Alles, was dazu gebraucht wird, ist Motivation. Und die kannst

du dir gut bei diesen Videos abholen. Was dort anzusehen ist, ist mehr als beeindruckend. Doch auch wenn am Ende der Bizeps und das Sixpack beeindrucken, lass dich nicht abschrecken: Denn eines steht fest: Was einer oder eine kann, das kannst du auch. Es beginnt mit dem Wissen und dem ersten Schritt. Wenn du erfolgreich bist, schlanker, schöner und gesunder zu werden, dann schreibe uns. Teile mit uns deine Erfahrungen rund um das Abnehmen und um einen bewussten Lebenswandel. Auch wenn dir Tipps und Tricks begegnet bist, die du bei uns noch nicht nachlesen konntest, lasse uns es wissen. Wir freuen uns sehr über alle Erfahrungsberichte und Informationen, die du uns anbieten kannst.

Aber gebe nicht auf. Es ist nie zu spät, um mit einem gesunden Lebenswandel zu beginnen. Du bist niemals zu alt oder zu krank, das bestmögliche für deinen Körper zu tun. Bleibe gesund und genieße ein langes und erfülltes Leben. Und wenn du den einen oder anderen Tipp benötigst, wie du dein Leben noch ein wenig optimieren kannst, dann schreibe uns. Wir bieten dir stets umfassendes Wissen für alle Fragen der natürlichen, gesunden und nachhaltigen Ernährung.

Quellenangabe

Biologie. Neil a. Campbell, Jane B. Reece, Urry, Cain, Wasserman, Minorsky, Jackson. 8., aktualisierte Auflage. Pearson Deutschland GmbH, 2009. ISBN 978-3-8273-7287-1.

Der Ernährungsplan. Das Buch. Nach dem "Abnehmen ohne Hunger" Konzept von Benjamin Oltmann. 4. Auflage vom 26.03.2018. newtreeweb GmbH & Co. KG, 2018.

Ratzfatz Low Carb gekocht. 55 Low-Carb-Rezepte, einfach und schnell, für jeden Tag. Bettina Meiselbach. systemed Verlag, Lünen, 2018. 2. Auflage. ISBN 978-3-95814-111-7.

Happy Carb. Mein Low-Carb-Weg zum Glück. Diabetes Typ 2 - nicht mit mir! Bettina Meiselbach. systemed Verlag, Lünen, 2016. 2. Auflage. ISBN 978-3-9581-062-2.

Low Carb Kompendium. Das Standardwerk für Deine Low-Carb Ernährung nach Low-Carb High-Quality (LCHQ(R)). Herausgeber: Andreas Meyhöfer. 2. Auflage, 2018.
Rezeptideen auch von https://www.lowcarbezepte.org/

Haftungsausschluss

Die Umsetzung aller enthaltenen Informationen, Anleitungen und Strategien dieses Buchs erfolgt auf eigenes Risiko. Für etwaige Schäden jeglicher Art kann der Autor aus keinem Rechtsgrund eine Haftung übernehmen. Für Schäden materieller oder ideeller Art, die durch die Nutzung oder Nichtnutzung der Informationen bzw. durch die Nutzung fehlerhafter und/oder unvollständiger Informationen verursacht wurden, sind Haftungsansprüche gegen den Autor grundsätzlich ausgeschlossen. Ausgeschlossen sind daher auch jegliche Rechts- und Schadensersatzansprüche. Dieses Werk wurde mit größter Sorgfalt nach bestem Wissen und Gewissen erarbeitet und niedergeschrieben. Für die Aktualität, Vollständigkeit und Qualität der Informationen übernimmt der Autor je-doch keinerlei Gewähr. Auch können Druckfehler und Falschinformationen nicht vollständig ausgeschlossen werden. Für fehlerhafte Angaben vom Autor kann keine juristische Verantwortung sowie Haftung in irgendeiner Form übernommen werden.

Urheberrecht

Impressum

2019

1. Auflage

Druckerei: Amazon Media EU S.á r.l., 5 Rue Plaetis,

L-2338, Luxembourg

Diät Alpen Experts werden vertreten durch:

Frank Havera LLC

1621 Central Avenue

USA

WY 82001 Cheyenne

Kontakt:

Telefon: 001 (424) 253-0758

Telefax: 001 (424) 253-0758

E-Mail: mail@frankhavera.com

Registereintrag:

Eintragung im Handelsregister.

Registergericht: Wyoming, USA

Registernummer: Filing ID: 2017-000746788

40043950R00105

Printed in Poland
by Amazon Fulfillment
Poland Sp. z o.o., Wrocław